JN169371

「高血圧放置のススメ」は〝犯罪〟です！

死に至る合併症は今も密かに進行しています

坂東正章

ワニブックス
|PLUS|新書

はじめに

「高血圧など放っておけばよい」
「年を重ねれば血圧が高くなるのは当たり前」
「自覚症状がなければ病院に行く必要はない」

こういった主張をする医師たちがいて、関連する書籍も数多く出版されています。また大手週刊誌が「医者に出されても飲み続けてはいけない薬」という特集を大々的に組み、その中で降圧剤もやり玉に挙げたため、主治医に相談もせず降圧剤を止める患者さんが続出し、医療現場は混乱しました。

私はかつて心臓血管外科医として、放置された高血圧による心臓血管系疾患の緊急手術をたくさん行ってきました。また、高血圧で治療を受けながらも、それに伴う心臓血管系疾患の発見が遅れたことによる緊急手術も多々ありました。そういった経験を踏まえると、「高血圧放置のススメ」はなんと無責任な発言、否、犯罪にあたると思ってきました。

高血圧の診療に際しては、糖尿病、腎機能低下、喫煙、肥満、心不全、脳血管障害など、その人にどんな疾患や病態が合併しているか、また家族に心筋梗塞《こうそく》、脳梗塞、大動脈瘤《りゅう》、大動脈解離など、遺伝傾向のある循環器系の疾患があるのかないのか等、そういったことをすべて拾い上げて評価します。その結果、治療をすべきかどうか、そして治療するならどんな方法を駆使して病状をコントロールし、治療のゴールをどこに設定すべきか、患者さんに説明します。また高血圧診療を開始しても、初診時にはなかった高血圧に伴う合併症が経過中に生じてくることもあり、常に目を光らせて診療を続けます。

高血圧の患者さんの診療を行うということは、その人が天寿を全うするまで伴走するか、または、医師が先にあの世に行くかのいずれかで、かなりの長期戦になるのです。

こんな方がいました。42歳の営業職の方でした。10年前から健康診断で高血圧を指摘されていましたが、自覚症状もないため病院には行かず、放置していました。しかし当院を受診する数年前から血圧の上昇と共に頭痛を自覚するようになり、市販の頭痛薬で対処していました。本人も少し不安になったのでしょう。頭痛の頻度が増し、血圧も高いまのため、所属する会社の保健室で相談しています。担当の保健師は早急に病院を受診するよう勧め、当院を受診しました。

多忙な営業職ということで、当院を受診したのは土曜日の夕方、診察終了間際でした。時間がないため十分なことはできず、事情を聞いて簡単な検査を指示し、診察室に回ってきました。聴診器で心臓の音を聴くと、非常に強い心雑音が聞こえました。聴診だけで、この男性には心臓の出口にある大動脈弁が狭くなり、かつ大動脈弁に逆流があることがわかりました。胸のレントゲン写真は健診で撮影していたため行いませんでしたが、心電図では高血圧が心臓の筋肉に強い負担をかけている所見を認めました。状況からは先天性二尖弁《にせんべん》による大動脈弁膜症（注1）が存在すると推測できました。外来の血圧は192／92㎜Hgもあり、ときおり頭痛も伴うため直ちに降圧剤を服用するよう指示。週明けには心臓超音波検査をはじめとした精密検査のため再受診するよう説明し、その日の診療を終えました。

週が明けて月曜日、「営業の仕事が多忙で当分受診できそうにありません」と受付に電話連絡がありました。この状態を放置すれば危険であり、私はその夜、本人宅に電話をしました。しかし応答はありません。仕事が多忙で帰宅時間が遅かったようでした。

そしてその週末、急性期病院から次のような連絡がありました。

「貴院にかかっている○○さんが自宅で倒れている状態で発見され、救急車で搬送されてきた。右基底核部の大きな脳出血で脳ヘルニアの状態になっており、意識はない。緊急減圧開頭血腫除去術を行ったが予後は悪い」

残念ながら意識は回復せず、寝たきりの状態で慢性期病院に転院し、その後3か月ほどで亡くなりました。これほど極端な例は少ないですが、放置された高血圧の恐ろしい実例です。高血圧は決して放置してはならないのです。

また、高血圧放置派の医師たちは「最近の高血圧基準は製薬業界に誘導されて、どんどん低くなっている。血圧は年齢＋90くらいに維持できれば問題はない」さらには「60歳を過ぎたら、自分の年齢に110を足した血圧でも問題はない」と主張します。このように血圧の数値だけをあげつらうのが大きな誤りです。こういう主張をする医師たちは、「自分は患者さんを診察していない」ということを、暗に告白していることに気付いていません。

その血圧を示す人に高血圧由来のどのような所見があるのか、全身を診察した上で評価しなければなりません。例えば聴診器を首に当てるとゴーゴーという血管雑音が聞こえる方がいます。首の動脈に動脈硬化が生じて動脈が細くなっているのです。腹部の動脈を手で探ると、大きくなった動脈瘤を見つけることもあります。足先の動脈拍動を確認するとそれが消失し、下肢の動脈が詰まっている閉塞性動脈硬化症を見つけることもあります。高血圧の人の心電図をとると心臓への負担が強く出ていて、驚くことがあります。胸部レントゲン写真では、心臓そのものが大きくなっていたり、胸部の大動脈が拡大し動脈瘤の傾向を示したりする人を見つけることもあります。

こういった広範囲の観察や確認をして、初めてその人の血圧値はそのままでよいのか、治療が必要なのかが決まるのです。「あなたの血圧は年齢に90を足したくらいで何ら問題はない」と問診や検査、また全身の診察もせずに御託宣を並べ、その種の書籍を出版しても、人を迷わすばかりです。高い血圧を示す個々人の病態評価をしなければ、重篤な合併症を見逃すことにもつながり危険です。

ゆめゆめこういった医師たちの言動や書籍、テレビ番組に惑わされることがありませんように。かかりつけ医とよく話し合い、全身の診察を受け、家族歴（家族、近親者の病歴）や既往歴を確認してもらった上で、そのままの血圧でよいのか、治療が必要ならどの程度に血圧をコントロールすれば安全かを確認してもらうことです。

以上のような方針で私は高血圧診療を続けていますが、診察することによって血圧値だけでは推測できない種々の高血圧合併症を見いだします。その詳細は本文に記しますが、こういった観点から、私には「高血圧放置のススメ」は犯罪としか思えません。当方に通院する患者さんのなかに弁護士の方が複数名おられるため「『高血圧放置のススメ』は教唆罪ではないですか？」と尋ねたところ、「言論の自由があるため、発言を封じることはできません。先生も言論で闘って下さい」との返事でした。

今回、放置した高血圧で発生した様々な合併症の実例を集めて、第1章で示しました。そして、そういった合併症を避けるためには、高血圧とどのように付き合えばよいのかを後半の第2章で説明しました。「高血圧放置のススメ」がいかに人の健康を蝕んでしまうかが、おわかりいただけると思います。

高血圧と診断されている方、または将来の血圧上昇が気になる方にとって、今回の書籍が参考になり、避けられるはずの高血圧合併症で命を落とすことがありませんように、と願っています。

注1　先天性二尖弁による大動脈弁膜症
本来、人の大動脈弁は三つの弁尖《べんせん》（開閉する部分）でできていますが、この弁尖が生まれつき二つになっている人を先天性大動脈二尖弁と呼びます。弁の開放制限が生じるため、その部位に圧力がかかりやすく、若い世代から大動脈弁狭窄《きょうさく》や大動脈弁閉鎖不全による逆流が生じ、加齢や高血圧の合併によりさらに病変が進行してしまいます。

目次

はじめに……3

第1章　放置された高血圧、そして……17

放置された高血圧が招いた合併症ケーススタディ……18

ケース1
高血圧を放置し、準緊急的に心臓弁膜症の手術が必要になった60代男性……22

ケース2
高血圧に大動脈弁狭窄症が合併していると指摘されながらも
治療を中断し、最終的に大動脈弁置換術を受けた60代女性……32

ケース3
高血圧を放置していて、大動脈弁狭窄症、上行大動脈拡張が発見された40代男性……36

ケース4
高血圧の治療を受けていながら、
多くの心血管系合併症を見逃されていた70代女性……39

ケース5
高血圧を放置し、脳梗塞、急性心筋梗塞を相次いで発症した60代男性……47
ケース6
高血圧治療が遅れ、頸部の動脈狭窄が出現した50代男性……50
ケース7
高血圧を放置し、脳出血で急逝した40代男性……53
ケース8
高血圧の治療を受けながらも十分に血圧がコントロールされておらず、脳出血を発症した40代男性……57
ケース9
不十分な高血圧治療で脳梗塞を発症した50代男性……59
ケース10
高血圧治療を受けたり受けなかったりして、アテローム血栓性脳梗塞を発症した70代男性……62
ケース11
高血圧治療中に合併していた心房細動が見逃され、心原性脳梗塞を発症した60代男性……65

ケース12
放置した高血圧で腹部大動脈瘤が発生した60代男性……69
ケース13
長年の高血圧治療を受けながら、両足の動脈が詰まっていたことに気付かれなかった70代男性……73
ケース14
高血圧の治療中に不安定狭心症、腹部大動脈瘤が発生して治療を受け、最終的に血液透析が必要になった60代男性……77
ケース15
放置された高血圧により腎機能障害が進行し、その悪化を懸命に防いでいる60代男性……80
ケース16
放置した高血圧により腎機能の低下が生じたものの、治療により改善してきた50代男性……83
ケース17
高血圧を放置し、合併する糖尿病、睡眠時無呼吸にも気付かず、腎機能の悪化に至った70代男性……86

ケース18 指摘された高血圧を放置し、高血圧治療を開始するも生活調整方法の指導を受けず、途方に暮れていた60代男性……90
ケース19 検診で血圧は高めだが年齢相応と説明され全身の評価がなされず、胸部大動脈瘤が見逃されていた70代男性……93
ケース20 十分管理しなかった高血圧によって、スタンフォードA型急性大動脈解離を発症させてしまった70代男性……97
ケース21 高血圧を放置してスタンフォードB型急性大動脈解離を発症した40代男性……100
ケース22 放置した高血圧で非常に強い左室肥大が生じた50代前半の男性……103
ケース23 放置していた高血圧の背後に睡眠時無呼吸が存在し、それを治療することで血圧が正常化した50代男性……107

ケース24
30年にわたる高血圧診療の実際……110
ケース25
高血圧と診断されるも単に投薬を受けるだけの治療が続き、
自助努力により体重を減らし血圧が低下しているにもかかわらず、
降圧剤投与が続けられた50代半ばの女性……112
ケース26
高血圧と診断されながらも、努力して体重を落とし、
降圧剤を減量できた30代女性……116
ケース27
高血圧治療ガイドラインに沿って血圧を下げると、体調が悪くなる高齢女性……120
高血圧の放置が緊急手術を招く……122
コラム①
心臓血管外科医から見た高血圧　徳島赤十字病院心臓血管外科部長　福村　好晃……125
正しく診断された高血圧には綿密な診療が必要なのです……128
～第1章のまとめとして～

第2章　では、血圧が高いと指摘されたらどうするか？……131

自分の血圧が正しく測られていたかどうか、確認しよう……133
～病医院や健診などでの血圧測定は、正しく行われていないことがあります。

家庭血圧を正しく測ってみよう！……138
1．装置／ 2．測定する際の環境／ 3．測定条件
4．測定回数／ 5．評価の対象／ 6．評価

正しく測った家庭血圧計測結果を降圧目標と見較べる……154
～あなたの血圧を高血圧治療ガイドラインが示す降圧目標と見較べてみましょう

家庭血圧計測結果を持って医師の診察を受けよう……156

高血圧と診断されたら生活調整から始める……160
食事の調整／有酸素運動の開始／転倒予防

降圧剤を開始しても家庭血圧計測は続ける……174
～高血圧と診断され、降圧剤を飲んでいても、四季の移り変わりをはじめとして、いろいろな要素で血圧は変動します

何でも相談できるかかりつけ医を選ぶ……180
~高血圧の治療中にはいろいろなことが発生します。
かかりつけ医と常に話し合うことが大切です
血圧の数値に気をつけるだけではなく、全身の評価を受ける……182
~高血圧はその影響が全身に及びます
コラム② 降圧剤は中止できます……186
おわりに……188

第1章

放置された高血圧、そして……

放置された高血圧が招いた合併症ケーススタディ

「高血圧など放っておけばよい」とうそぶく発言や書物は、犯罪ですらあると思います。この章では、指摘された高血圧を本人が無視していたため、重篤な合併症を発生させてしまったケースを紹介します。身体のどの部分に病変が生じるかは、それぞれの個人により異なります。放置した高血圧による合併症のうち、当院で経験した疾患は脳出血や脳梗塞《こうそく》、頸動脈狭窄《きょうさく》病変などの脳血管関連の病気。狭心症、心筋梗塞などの虚血性心疾患。また、強い左室肥大。大動脈弁の石灰化による大動脈弁狭窄症。大動脈瘤《りゅう》や大動脈解離、閉塞性動脈硬化症などの血管疾患。腎硬化症と呼ばれる腎機能低下など、多岐にわたります。

こういった病気の具体例を挙げ、高血圧を放置した場合にどのような事態に陥ることがあるのかを説明します。なお、こういった各種の合併症は、高血圧をきちんと治療していても、高血圧を放置していた期間の長さ、糖尿病や喫煙、脂質異常症などの合併、また家族歴の状況などにより、数十年先に発生してしまうことがあるのも事実です。気管支炎や肺炎などでは抗生物質を使用して症状がなくなると、治癒したと判断されます。しかし、高血圧の場合には、降圧剤を使用して血圧がきれいにコントロールできていても治癒したとは考えず、長期にわたって全身を見ていかなければなりません。そんな実例も挙げてみます。

また、医師が高血圧患者に対して、投薬するだけで全身の診察を行わず、悪意はなかったにしても結果として「放置」してしまい、高血圧合併症の発見が遅れたという残念なケースもありました。さらには高血圧の診断が不十分で家庭血圧の計測も勧めず、長年にわたって単に降圧剤を投与され続けただけの気の毒な方もいました。

高血圧の診断が不適切と思われる人が受診した場合には、まず家庭血圧の正しい計測方法を説明して家庭血圧の計測を勧めます。その結果を確認すると血圧は低いことも多く、降圧剤を少しずつ減らして、降圧剤を中止できた人もいました。残念ながらこういうタイプの「放置」例にも出会うことがあり、その実例も示します。

この章では、毎日の診療で私が経験した「高血圧放置」の典型例を紹介していきます。これらは決して稀なケースではなく、よく似た事例を多々経験しています。ご自分に当てはまらないか、確認して下さい。

きちんと診断された高血圧は放置してはなりません。また降圧剤を服用していれば、高血圧の治療になるわけでもありません。ぜひ、そのことを知っていただきたいと思います。高血圧では血圧の自己管理と同時に、全身の診察を受けなければなりません。高血圧による合併症は急激に発症することもありますが、高血圧と診断されて10年20年後に現れることもあります。高血圧診療では、そういった遠隔期の合併症を防ごうとします。防ぎきれないこともあるのですが、合併症が生じたときには適切な時期に適切な治療を勧め、後手に回らぬよう対応します。高血圧の患者さんに天寿を全うしてもらおうとすると、長期にわたる全身への心配りがどうしても必要なのです。

血圧が高いと指摘され、どうしようかと悩む目の前の患者さんに、「高血圧なんか放置しておいても問題はない！」と告げると、患者さんはホッとして喜ぶかもしれません。しかし、そう言い切るなら、その患者さんが少なくとも平均寿命に至るまで、高血圧に伴う合併症が発生しないことを保証しなければなりません。そんなことはできるはずがありません。そのような言いっ放しではダメなのです。自分が下した診断で患者さんにどんな事態が発生してくるか、長期にわたって観察する姿勢が医師には求められます。それが医師です。

紹介する実例では、患者さんの背景をありのままに記載すると、患者さんが特定されてしまう恐れがあります。このため、医学的事実はそのままとしましたが、それ以外の生活背景は適宜変更しています。

また、当院で診断のために設置している医療用機器は、ほぼ通常の開業医院と同様です。循環器的な診断機器類として超音波検査装置、トレッドミル運動負荷装置、ホルター心電計などはありますが、ＣＴやＭＲＩといった高価な画像検査装置はありません。あとは看護師の問診、臨床検査技師が行う諸検査、医師である私の問診、視診、聴診、触診で対応しています。

ケース1

高血圧を放置し、準緊急的に心臓弁膜症の手術が必要になった60代男性

【受診までの経緯】

60代後半の男性です。60歳で退職後、悠々自適の生活をしていました。退職後のある日、左顔面の腫れがあって病院を受診したところ、血圧が160㎜Hg台を示していたため降圧剤が開始されています。2年間ほど薬を使用していますが、自覚症状は何もないため、自己判断で服薬や通院を中止しました。当院受診の1か月前ほどから、自宅の二階に上がるのが億劫になり、好きな釣りに行くのも気が進まなくなったため、どうしたのだろうと心配され、当院を受診しています。

【その後の治療】

外来血圧は１６６／90㎜Hgと高く、脈拍数は乱れており１分間に１０４にも達していました。心電図では脳梗塞を誘発する危険性の高い心房細動（正常では、心房は１分間に60〜１００回ほど収縮していますが、心房細動では心房が１分間に３００〜６００回ほど不規則に収縮してしまいます。このため、心臓が血液を十分に送り出すことができず、また左心房内に血栓ができてそれが剥がれ、脳梗塞の原因になったりすることもある危険な状態です）を示し、胸部レントゲン写真では心臓の影が大きくなっていました。

診察すると非常に強い心雑音があり、心臓の出口の大動脈弁が狭くなっていることが疑われました。さらに詳しく話を聞くと、就寝中に息苦しくなって目が覚め、座っていると楽になるといいます。これは心不全の症状でした。採血検査では肝臓や腎臓の機能が悪くなっていることがわかりました。心臓超音波検査は都合で受診日には行えませんでしたが、重症の大動脈弁狭窄症（心臓の出口に存在する大動脈弁の弁口面積が狭くなる病気）が存在すると推測しました。年齢が比較的若いため、加齢や動脈硬化等に伴う大動脈弁狭窄症ではなく、本来は三つの弁尖《べんせん》で構成されている大動脈弁が、生まれつき二つの弁尖でできている先天性二尖弁を疑いました。すでに心不全症状が出現しているため、直ちに急性期病院に紹介したところ、その日のうちに入院となりました。

急性期病院では心不全の治療を行い、全身の状態を整えてからさらに精密な検査が行われました。そうすると、大動脈弁のみならず、僧帽弁にも病変が存在していることがわかりました。心不全のコントロールを行い、肝臓や腎臓の機能が改善してから、大動脈弁を人工弁に取り替え、僧帽弁には形成術を行い、合併していた三尖弁逆流に対しては三尖弁の弁輪形成術が行われています。また心房細動に対しても手術中に修正メイズ法（左心房の内面を高周波で焼灼《しょうしゃく》したり、冷凍装置で冷却したりして心房細動を手術時に治す方法）が追加され、心房細動も消失して、無事退院しました。


【解説】

この男性は、心不全症状が明らかになるまで、大動脈弁狭窄症に気付いていませんでした。血圧が高いと指摘されていましたが、特別な自覚症状はありませんでした。学生時代は短距離走の選手で、普段から身体を動かすのが好きな人でした。60歳で退職してからもスポーツジムに通い、釣りにも頻繁に行っていました。そんな人に自覚症状が出現して病院を受診すると、緊急入院を指示されるような状態になっていたのです。「自覚症状がなければ病人ではなく、病院に行く必要はない」などという意見を公表している医師もいますが、全くの暴論であることがわかります。また「高血圧は放置しておいてもよい」と勧める医師もいますが、それは教唆罪にあたると私が考える理由を、ご理解いただけるかと思います。

それではこの男性はどうしておけばよかったのでしょうか？　そこには高血圧を放置したことによる問題点がたくさんありました。

この疾患は先天性ですが、発生頻度は日本人の２％前後と比較的多く、よく出会う病気です。軽症の状態ではわかりにくく、また自覚症状もないため気付かれにくいのは事実です。しかし、加齢とともに狭窄度が強くなり、自覚症状が出てきます。医師が聴診器を使ってきちんと心臓の音を聴けば、病気の存在を疑うことはできます。この男性が初めて高血圧を指摘された60歳の時、すでに心雑音は明らかであったと推測できます。心不全を来《きた》すほどは悪くはなっていなかったでしょうが、診察医がきちんと聴診しておけば、この心雑音は確認できたでしょう。高血圧を診療する医療者側にも問題があったと想像できます。

高血圧の治療を受けるに際して、病院で薬をもらい血圧の数値がどの程度になっているかということしか気にしない方がたくさんいます。高血圧は全身病なのです。血圧をコントロールするのは当然としても、高血圧の影響が身体のどこに及んでいるのかということに、十分注意して経過を見なければなりません。

加齢や動脈硬化等に伴って生じる大動脈弁狭窄症は、高血圧が加わることで病状が進行します。もし、あなたの主治医が単に降圧剤を処方するだけで全身の診察をしないようなら、「高血圧の影響が身体のいろいろなところに出てくると聞いているので、その確認をしてほしい」と依頼しましょう。そういった要請に見向きもしないようなら、全身に目配りをしてきちんと診察をしてくれる医師に相談したほうがよいでしょう。ただ、費用対効果の問題もあり、医師が基本的な診察をせずに、頭の先から足先まで超音波検査やＣＴ・ＭＲＩ検査をしてしまうのは正しい対処方法ではありません。医師の基本的な診察だけで明らかになる高血圧合併症は、数多くあります。

さて、生まれついての大動脈二尖弁に限らず、高血圧を危険因子とする大動脈弁狭窄症発見の手がかりは、医師が聴診器で心臓の音を聴くことで得られます。循環器専門医であれば心雑音に気付いたとき、それが心臓の四つの弁のうち、どの弁に由来する雑音であるかは判断できます。ただ、大動脈弁狭窄症の心雑音は病変が進むにつれて雑音が強くなるというものでもありません。弁の狭窄度が強くなりすぎると、かえって心雑音は弱くなってしまいます。ですから、高血圧の方に大動脈狭窄を疑う心雑音を聴いたときには心臓超音波検査で評価し、弁の開口面積が狭くなっていないかどうかや、そのことによって心臓の筋肉に負担がかかってどの程度厚くなっているかなど、確認しなければなりません。そしてこの心雑音は年と共に変化してくるため、高血圧の方を診察する場合には、聴診器で心雑音の有無や程度を確認し、心電図や胸部レントゲン写真も利用して、病気の進行具合を定期的に見ていきます。

当院で高血圧の診断がついた人のうち、どのくらいの割合でこの心雑音が聞こえるかを調査したことがあります。その結果を平成24年度の日本臨床内科学会総会で発表しました。平成15年に開業してから約10年間で、高血圧と診断された方は男性１９０５名、女性２０８９名でした。そのうち、大動脈弁狭窄を疑う心雑音の聞こえた人は男性で91

名（４・８％）、女性で１８５名（８・９％）でした。そして心雑音を認めた患者さんの中で、男性10名、女性18名は大動脈弁の弁口面積が極めて狭く、大動脈弁を人工弁に取り替える手術が必要と判断しました。高血圧で治療を受けている時には、心雑音の有無を確認することが非常に大事であることがわかります。ゆめゆめ、薬だけをもらってくるような高血圧診療にしてはならないのです。なお、その当時手術が必要と判断された患者さんのうち、男性１名、女性７名は高齢などを理由に手術は希望されませんでした。しかし、現在ではＴＡＶＩ（経カテーテル大動脈弁治療）という方法があります。これは胸を開ける開胸術ではなく、カテーテルで人工の弁を大動脈弁の位置に挿入する方法で、90代の方にも行うことができます。ＴＡＶＩの件数が日本でも増えています。

最近、循環器を専門としない周辺の開業医院から、「心雑音がするので精密検査を」という依頼で患者さんが紹介されてくることがあります。「心臓のどの弁が悪いのかわからないけれど、ともかく心雑音がするので、治療が必要か様子を見てよいのか、判断してほしい」という依頼です。循環器を専門としない医師であれば、それで十分です。きちんと患者さんの聴診をしてくれています。心雑音の有無は、循環器を専門としない医師でも確認することができます。高血圧の治療を受けているのであれば、ともかくかかりつけ医に心臓の音を聴いてもらうことが大切です。

またこの方には心房細動が合併していました。政治家やスポーツ関連の著名人がこの不整脈で脳梗塞になり、第一線を退いてしまったため、ご存知の方も多いでしょう。どのような人が心房細動になりやすいかということも調べられています。心房細動の代表的な危険因子としては、加齢や遺伝的因子、高血圧、虚血性心疾患、甲状腺機能亢進《こうしん》症といったものが指摘されています。高血圧も心房細動の強い危険因子になるのです。

心房細動になって心臓の打ち方が乱れたら本人も気付きそうなものですが、心房細動が発生していても全く気付かない人がいます。この男性も脈の乱れには全く気付いていませんでした。いつから発生していたのか不明ですが、知らないうちに脳梗塞を発症していても、何ら不思議ではありませんでした。心房細動の人が脳梗塞を発症する頻度はＣＨＡＤＳ２スコアという方法で示されています（次ページ表1参照）。これは心不全、高血圧、年齢（75歳以上）、糖尿病、脳卒中のそれぞれ英語の頭文字を並べたものです。危険因子としては過去に脳卒中を起こしている場合には危険性が高いため、脳卒中の既往がある場合は2点、それ以外は各1点を割り当てて計算します。この男性には心不全、高血圧、糖尿病の三つの危険因子が重なっていたため、CHADS2スコアは3点となり、年間の脳梗塞発症率は5・0%にもなる危険な状態でした。当院を受診するまでの何年もの間に、脳梗塞にならなかったのは幸運でした。

なお、来院時に認めた肝臓や腎臓の機能障害は急性期病院に入院して心不全の治療を行い、ほぼ改善しています。心不全を起こして心臓が血液を十分送り出すことができなくなると、肝臓や腎臓への血流が十分ではなくなり、また心臓に帰ってくるはずの血液がそれぞれの臓器に溜まってしまうため、臓器が腫れて機能が損なわれてしまいま

表1　CHADS2スコアによる脳卒中発症の危険性評価

CHADS2スコア	脳卒中発症の危険性	年間の脳卒中発症率
0	低い	1.0%
1	低い〜中等度	1.5%
2	中等度	2.5%
3	高い	5.0%
4以上	非常に高い	＞7.0%

CHADS2の計算方法：CHF（心不全）、HT（高血圧）、Age≧75y（高齢）、DM（糖尿病）は、それぞれ1点、Stroke/TIA（脳卒中/一過性脳虚血発作）は2点に計算して、その人の合計点数を出す。（脳卒中治療ガイドライン2009）

す。結局この男性は高血圧を放置することで、大動脈弁狭窄症、慢性心房細動、うっ血性心不全、肝臓機能障害、腎臓機能障害を引き起こしてしまいました。

高血圧を放置してこのような事態になるとは考えもしなかったことでしょう。これだけ高血圧の合併症が揃うのは珍しいのですが、高血圧は侮れないということがおわかりいただけると思います。高血圧の治療を受けているといいながら、聴診もされず、薬だけもらってくるというのは、重篤な合併症を見逃してしまう危険性があることをぜひ知っておいて下さい。

ケース2

高血圧に大動脈弁狭窄症が合併していると指摘されながらも治療を中断し、最終的に大動脈弁置換術を受けた60代女性

【受診までの経緯】

60代後半の女性です。50代後半のとき、風邪を引いて受診した病院で心雑音を指摘されていましたが、自覚症状はないため放置していました。60代前半のとき、市内の健康フェスティバルで血圧を測定し180㎜Hgにもなっていると指摘され、病院受診を勧められました。近くの医院を受診して急性期病院を紹介され、高血圧、心臓弁膜症と診断されましたが、手術はまだ必要ないと説明されました。自覚症状がないため、そのままにしていましたが、周囲の勧めもあり、当院を受診しています。

【その後の治療】

外来の血圧は１６６／96㎜Hgもあり、聴診器で心臓の音を聴くと、この方にも大動脈弁狭窄症がありました。また尿蛋白は陽性で、糖尿病も合併していました。心臓超音波検査では大動脈弁は通常の三つの弁尖で形成されており、弁の狭窄度は軽度でした。しかし、尿蛋白が陽性で糖尿病も合併しているため、直ちに降圧剤を開始しました。本人には高血圧に伴う臓器障害として大動脈弁狭窄症、慢性腎臓病が存在して糖尿病もあるため、それぞれの病気をきちんとコントロールし、大動脈弁の手術にならぬよう、血圧管理をきちんと行う必要があると伝えました。降圧剤の調整をして家庭血圧は１３０㎜Hg台まで下がってきました。しかし受診後、３か月で通院を中止してしまいました。

その後、60代半ばに転倒して顔面を打撲し、急性期病院を受診しています。そのとき、心臓弁膜症が進行していると指摘され、再度当院を受診しました。大動脈弁狭窄症は進行していましたが、まだ手術適応には至っておらず、血圧管理をきちんとして病変を進ませないようにする必要があると説明しました。糖尿病の指標であるＨｂＡ１ｃも８・１％にまで悪化していました。管理栄養士との食事調整を続け、降圧剤、糖尿病の薬での治療を再開しました。

前回受診を中止したのはどうしてですかと尋ねると「薬が何となく身体に合わないように感じたから」とのこと。当院での治療を続けましたが、次第に大動脈弁狭窄が進行し、60代後半になると簡単な作業で胸苦しさを訴えるようになりました。心臓超音波検査でも大動脈弁狭窄が重症レベルまで進行してしまいました。心臓の手術が必要になったと説明し、急性期病院に紹介して大動脈弁置換の手術は無事終了しました。現在は日常生活には何ら支障はなく、元気に過ごしています。

【解説】

この方の場合も大動脈弁狭窄症を伴う高血圧であり、病気の進行を防いだり、急な心不全を起こしたりしないようにするためには、きちんと血圧を管理する必要があると説明していました。しかし、その説明が本人には十分伝わっていませんでした。大動脈弁狭窄症を伴う高血圧を放置していると、急性のうっ血性心不全を発症して急性期病院に駆け込むことがあります。そのような状態を経過しての手術は、危険性が高くなってしまいます。

大動脈弁狭窄症が進行してくると胸痛、心不全、失神という症状が見られるようになります。こういった症状が出てくると早急な手術が必要になります。大動脈弁狭窄症のある患者さんの診療では、こういった自覚症状の有無を尋ねながら、心臓の超音波検査で大動脈弁の状態を定期的に評価し、手術が必要な段階になったらその時点で手術を受けるよう勧めます。高血圧に合併するこの大動脈弁狭窄症を見逃してはなりません。薬だけをもらってくるような高血圧診療では大動脈弁狭窄症を見逃してしまうのです。

ケース3

高血圧を放置していて、大動脈弁狭窄症、上行大動脈拡張が発見された40代男性

【受診までの経緯】

40代初めの頃から健診で血圧が高いと指摘され、近くの病院で降圧剤が開始されました。しかし、自覚症状が何もないため1か月で服薬を中止したそうです。その後も健診のたびに血圧が高いと指摘され続けました。40代後半の健診で指摘された血圧が150／90㎜Hgで、依然として高く経過も長いため、心配した会社の保健師が病院受診を勧め、当院を受診しています。

【その後の治療】

普段はスポーツジムにもよく通う運動好きの男性で、スポーツマンタイプのがっちり

した体格の方でした。しかし、サウナに入って水風呂から出るとクラクラすると訴え、血圧上昇が示唆されました。

外来受診時の血圧は１７２／１０８㎜Hg。診察してみると、この男性にも大動脈弁狭窄症を疑わせる心雑音がありました。心電図では高血圧による左心室への強い負荷が認められ、胸部レントゲン写真では心臓から出る上行大動脈が横に拡がっている所見を認めました。急いで心臓超音波検査を行いましたが、予想通りの先天性二尖弁による大動脈弁狭窄症で、心臓から出る上行大動脈が46㎜にも拡大していました。直ちに降圧剤を開始し、管理栄養士による食事の調整もスタートしました。ＣＴなどでも詳しく評価する必要があり、急性期病院に紹介しましたが、当院の診断通りでした。

【解説】

残念ながらこの男性も健診で心雑音が見逃されていました。ずっと同じ健診施設で健診を受けていたため、健診での聴診を綿密に行うよう、その施設長に伝えました。

先天性二尖弁に伴う大動脈弁狭窄症の場合、心臓から出る上行大動脈が太くなり、経過中にその部分の血管壁が裂ける大動脈解離（竹が裂けていくように、大きな血管の壁が剥がれていく病気）を起こしてしまうことがあります。ですから、血圧管理は非常に重要で、降圧剤をきちんと服用することに加えて、生活面でもウーンと強く気張るような運動や他人と競争するような運動は避けるよう指示しました。サウナも血圧変動が強くなるため、止めたほうがよいと説明しました。

またこのような弁膜症がある場合、虫歯や歯周囲炎などからの感染で、心臓の弁に細菌がくっついてしまう感染性心内膜炎が起こってしまうことがあります。そうなってしまうと、まだ手術が必要ではない時期に、心臓の手術をしなければならなくなります。このため、口腔内の感染をコントロールするため、歯科を受診して虫歯や歯周炎がないかどうか確認してもらい、必要ならそれを治療するようにと勧めました。

今後は病変が進んで狭くなった大動脈弁を人工弁に取り替えなければならない時期を見誤らないように、また上行大動脈が一定以上の太さになるようならその部分の血管を人工血管に取り替える手術のタイミングを間違わないよう、ＣＴ検査などの画像検査を行いながら経過を見ていくことにしています。

ケース４
高血圧の治療を受けていながら、多くの心血管系合併症を見逃されていた70代女性

【受診までの経緯】

70代後半の女性です。50代から高血圧、糖尿病、甲状腺機能亢進症、鬱病のため、近くの医院で治療を受けていました。最近、脈が遅くなって倦怠感があると訴えたところ、当院を紹介されてきました。

【その後の治療】

いつものように頭の上から足先まで診察すると、いろいろな病気が見つかりました。左側の首に強い血管雑音が聞かれました。聴診器を首に当て、息を止めてもらって雑音の有無を聴くのですが、ゴーゴーという強い音が聞こえました。首の動脈が狭くなって

いることが推測できました。心臓と肺の音には問題はありませんでしたが、お腹を触ると腹部の動脈は拡大しており、容易に腹部大動脈を触ることができました。そして、その横幅を確認すると腹部に動脈瘤があることがわかりました。足のほうを診察していくと、右足は足先まで動脈の拍動を確認できました。しかし、左側は足の付け根では動脈の拍動を触れるものの、膝から先では動脈拍動を確認することができませんでした。左の太股の部分で動脈が閉塞していることがわかりました。胸部レントゲン写真では大きな問題はありませんでしたが、心電図では左心室に負担がかかっている所見がありました。

この女性が訴えた「脈が遅く、倦怠感がある」という症状は、かかりつけ医が処方していたβ遮断薬という薬の副作用が疑われたため、それを中止してはどうかと連絡しました。

後日、超音波検査を行うと、左の首の動脈が狭くなっていることがわかりました。腹部には予想通り腹部大動脈瘤（腹部の大動脈が太くなってくる病気。正常外径は20㎜程度）がありました。脈拍数の程度を確認するために行った24時間心電図検査では、ところどころで心房細動を認めました。急性期病院に腹部のCT検査を依頼したところ、お腹の動脈瘤は52㎜まで拡大しており、腹部大動脈がその先で分かれる右総腸骨動脈という部分も、32㎜まで拡大していました。

この時点で明らかになった病気は腹部大動脈瘤、右総腸骨動脈瘤（腹部の動脈で右足に向かう右総腸骨動脈が瘤状化した状態。右下腹部に存在する）、発作性心房細動（ときどき発生しては自然に治る心房細動）、左内頸動脈狭窄症（脳に向かう首の左側の動脈が狭くなる病気）、左下肢閉塞性動脈硬化症（左浅大腿動脈閉塞症：左太腿の動脈閉塞）でした。

治療のために急性期病院に紹介したところ、心臓の筋肉を栄養する冠状動脈にも複数箇所の狭くなった病変が発見されました。このため最初に心臓のバイパス手術が行われ、その後、腹部大動脈瘤と腸骨動脈瘤にはそれぞれの動脈瘤が裂けないように、カテーテルを利用して血管の内側に人工の血管が挿入されました。左下肢閉塞性動脈硬化症には血管を広げるステント（金属製で網目筒状の医療機器。血管などに挿入して狭くなった部分を内側から押し広げる）が挿入されました。左内頸動脈狭窄は薬物治療で経過を見ることになりました。すべての手術が終了してからは、かかりつけ医院での治療が再開されました。

【解説】

この方は残念ながらかかりつけ医が患者さんの身体を診察していなかったため、これだけの病気が存在しているにもかかわらず、気付かれませんでした。写真①のように首に聴診器を当ててみることなど、数秒あればできることですが、実際の診療では行われないことも多いのです。

血管雑音は血管の狭窄度が75％程度のときがもっとも強く、それより狭窄の程度が強くても、また弱くても雑音は小さくなります。血管雑音が聞こえないからといって首の動脈に狭窄病変がないとは言え

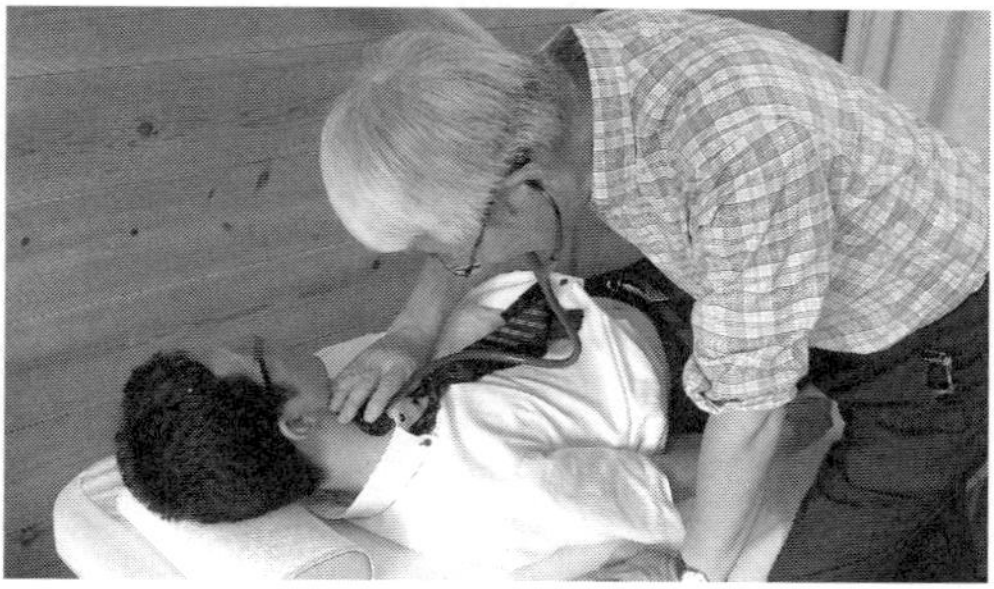

写真①　首の血管雑音を聞く。その際は呼吸を止めてもらい両側で聞く

ませんが、医師の外来診察で見つけることのできる病気です。なお、首の血管に動脈硬化病変が存在するかどうかは、超音波検査をするときちんと評価できます。健診などでは検査項目に入っており、受けられた方も多いでしょう。

首の動脈にプラークというコレステロールの塊が付着してきた人の場合には、その病変が大きくならないように、血圧や脂質をコントロールしなければなりません。しかし、こういった薬は副作用が多いと、大手週刊誌があげつらったために、怖くなって薬を止めてしまった人が当院の患者さんの中にもいたのはとても残念でした。

閉塞性動脈硬化症という病気があります。これは足の動脈が細くなったり詰まったりしてしまう病気です。この女性には鬱《うつ》病があり、活動量が少なかったため、足の動脈が詰まっているにもかかわらず、

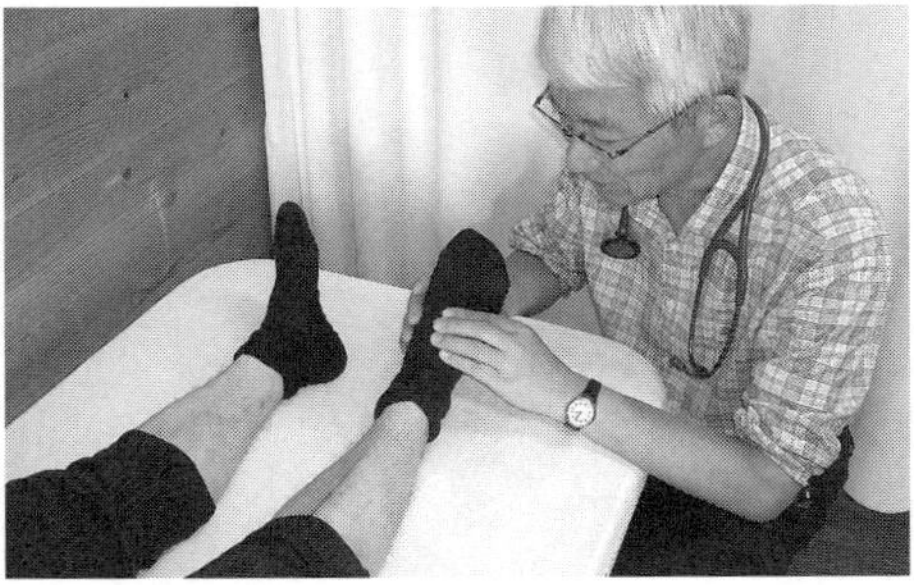

写真②　足先の動脈拍動を確認する。靴下の上からでも確認できる

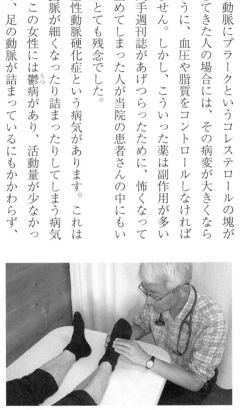

自覚症状が出にくかったものと思われます。この病気も、写真②（43ページ）のように医師が足先の動脈拍動を探ることで簡単にわかります。脈が触れないときには靴下を脱いでもらいますが、動脈拍動があれば靴下を脱がなくてもわかります。患者さんが丸椅子に座ったまま診察を受けても、この病気を発見することはできません。患者さんが診察台の上で仰向けに寝て、診察を受けて初めてわかります。

この女性には腹部大動脈瘤も合併していました。肥満度の強い患者さんの場合には、医師の触診でもこの病気を見つけることは困難です。しかし、患者さんが診察台の上で上を向いて横になったときに、胸の高さとお腹の高さがほぼ同じくらいの人か、お腹の高さが胸の高さより低い人の場合には医師の触診で腹部大動脈の拡大を確認することはできます（写真③）。明らかな動脈瘤があるとはわからなくて

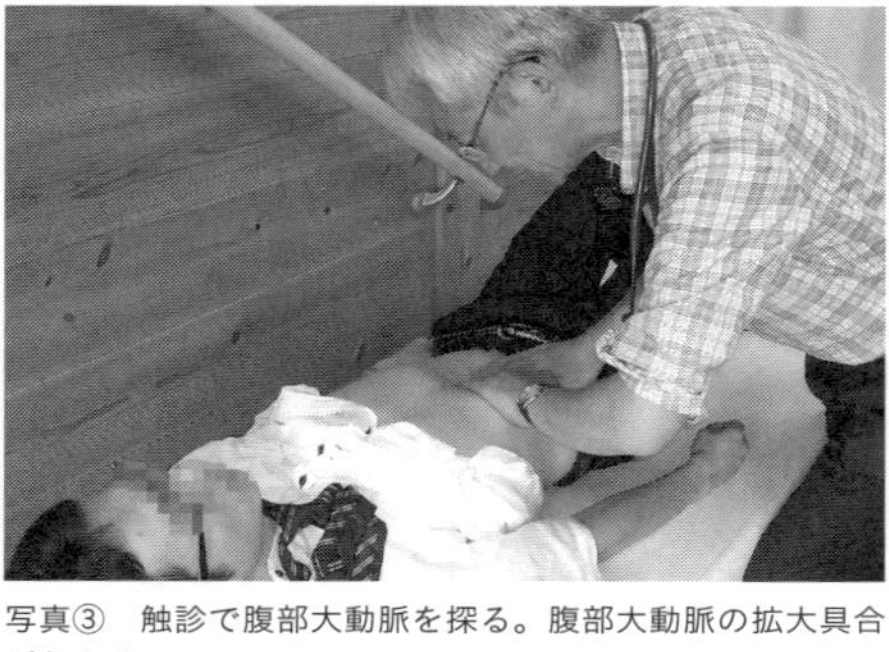

写真③　触診で腹部大動脈を探る。腹部大動脈の拡大具合がわかる

も、普通よりは大きいということはわかります。腹部大動脈瘤を疑うときには腹部エコー検査やＣＴ検査を行えば間違いなく診断することはできます。

医師が手でお腹を探る診察で、どの程度腹部大動脈瘤を発見することができるかという論文が出ています。腹部大動脈瘤の大きさが３～３・９㎝なら29％、４～４・９㎝なら50％、５㎝以上なら75％の確率で診断できたということです。強い肥満がなく、経験のある医師であれば医師の手だけでこの程度は発見できるということです。

さて、この女性には心臓のバイパス手術も必要でした。天皇陛下もこの手術をお受けになり、この手術の存在がより広く知られるようになりました。この手術の対象になる方には、身体を動かしたときに胸が苦しかったり、痛かったりする症状のあることが多いのですが、この方にはそのような症状は皆無でした。それはやはり鬱病があって活動量が少なかったこと、また閉塞性動脈硬化症もあって、知らず知らずのうちに歩行を制限していたことなどが、本来の心臓の症状を隠してしまっていたのです。高血圧の合併症として、狭心症や心筋梗塞の発症にも気をつけなければなりません。

高血圧の治療として、血圧の推移のみに気をつけていても、全身の診察や臓器の評価を受けなければこのようなことになってしまうという典型的な方でした。

「後医は名医」という言い回しがあります。患者さんの病状がまだ完成しない状態で診察した医師は、確実な診断を下しにくいのですが、病状が完成した状態で診察した医師は比較的容易に正しい診断に至ります。ですから、病状が完成する前に診察した医師の不確かな診断を、病状が完成してから診断した医師が誹謗中傷しないようにという戒めのためのことわざがこの「後医は名医」です。

この女性に関しても、この言い回しが当てはまるのでは、と思われる医師がいるかもしれません。しかし、この女性の担当医は女性に薬を処方するだけで、そもそも全身の診察を全くしていないのです。私が診察したとき、ちょうど病気が完成したというのではなく、病気は以前から存在していたにもかかわらず、患者さんをきちんと評価するための必要な診察をしなかったために、多くの病気を発見できなかったのです。強い言葉で言えば不作為の責めを問われるかもしれません。私も気をつけなければと、自戒した患者さんでした。

ケース5

高血圧を放置し、脳梗塞、急性心筋梗塞を相次いで発症した60代男性

【受診までの経緯】

60代前半の男性です。物流関係の仕事をしていましたが、60歳で退職しました。30歳頃から血圧が高いと指摘され、健診での血圧は150〜160㎜Hgで推移しています。しかし、自覚症状は何もないし、若いから大丈夫だと思っていたそうです。生命保険に入ろうとしても血圧が高すぎて、審査で拒否されています。高血圧を放置して約30年後の50代後半に脳梗塞を発症してしまい、入院治療を受けています。幸い大きな障害は残りませんでしたが、この時から脳梗塞再発予防のために降圧剤が開始されました。しかし、60代前半のある日、入浴を終えて脱衣場で着替えをしているときに、左胸に強い締めつけ感を自覚しました。家人が救急車を呼んで待機している間に意識を失っています。

急性期病院に搬送され急性心筋梗塞との診断のもと、カテーテル治療を受けました。しかし通常のカテーテル治療だけでは命を救うことができず、ＩＡＢＰ（大動脈内バルーンパンピング）という補助循環装置まで必要でした。その後の治療を希望し、当院を受診しました。

【解説】

放置した高血圧で脳梗塞を発症するまで約30年、その数年後に急性心筋梗塞を発症しています。目の前にいる高血圧の患者さんに「高血圧は放置しておいても問題はない」と言い放っても、5年や10年では高血圧の合併症は明らかにならないかもしれません。しかしこの男性のように、30年近く経過してから致命的な合併症が生じてくることがあります。高血圧は長期にわたって制御しなければ、将来の合併症を防ぐことはできないのです。

こういう患者さんに出会うと、学校時代の恩師を思い浮かべます。小学校や中学、高校時代の私の恩師はすでに鬼籍に入られた方も多いのですが「あの時、こう言って叱ってくれた」「あの先生が音楽の素晴らしさを教えてくれた」「あの先生が古典の世界を目の前に広げてくれた」等、恩師の教えのおかげで今の自分があることがわかります。

高血圧の合併症に苦しむ患者さんに出会うと、これとは逆の関係で「誰かが高血圧合併症の重篤さをきちんと伝えてくれていればよかったのに…」「血圧を上げないきちんとした生活の仕方を、医師が患者さんに教えてくれていればよかったのに…」「適切なタイミングで医師が降圧剤を開始しておけばよかったのに…」と残念に思ってしまうことがよくあります。人生における出会いと知識の重要性を痛感します。

ケース6

高血圧治療が遅れ、頸部の動脈狭窄が出現した50代男性

【受診までの経緯】

50代後半の男性です。自営業の方で定期的な健診は受けておらず、血圧がいつから高かったのかは不明でした。55歳のときに風邪を引いて受診した医院で高血圧を指摘され、降圧剤が開始されました。56歳になってから、左腕のだるさやしびれを自覚するようになり他の医院を受診したところ、左頸部の動脈が狭くなっていると指摘されました。カテーテルで狭くなった部分を広げる治療をと勧められましたが、本当にその治療は必要なのだろうかと疑問になり、当院を受診しています。

【その後の治療】

左腕の症状は首の動脈の問題ではなく、首の神経の問題であろうと説明しました。他

の整形外科医院でも同様の見解でした。また、カテーテル治療が必要かどうかに関してはセカンドオピニオンを求めてみたらと説明し、他の病院を紹介しました。その結果、首の血管の狭窄はまだ65％程度であり、現時点では手術の対象にはならないと説明されました。病気の進行を防ぐためには、たくさんの危険因子をコントロールする必要があると説明され、以後、当院に通院しています。

【解説】

この男性は定期的に健診を受けてきた方ではありません。風邪などを引いたときに受診する医院で血圧上昇を指摘され、降圧剤が開始されています。したがって本当は何歳頃から血圧が高かったかは不明です。降圧剤を開始して1年後に首の動脈が狭くなっていると指摘されました。こういった病変は1～2年でき上がるものではなく、かなり前から生じていたものと思います。

さて、動脈硬化にはケース９で述べる細動脈硬化とは別に、もう一つの発生方法として、アテローム性動脈硬化と呼ばれる動脈硬化があります。これは血管の内側の膜にプラークというコレステロールの塊が沈着して血管内腔を狭くしてしまう病態です。アテローム性動脈硬化は高血圧に脂質異常症、喫煙、糖尿病などの危険因子が重なってくると発生します。この動脈硬化が首の動脈に発生すると、この男性のような頸動脈狭窄症になります。また脳の太い動脈に生じることもあります。頭のＭＲＩ検査を依頼すると「右中大脳動脈狭窄」などという返事が返ってくることがあります。これが脳動脈のアテローム性動脈硬化の一例です。心臓の栄養血管である冠状動脈にアテローム性動脈硬化が生じると狭心症や心筋梗塞になります。足の動脈に発生したら閉塞性動脈硬化症になってしまいます。こういったアテローム性動脈硬化の部位が破綻してその場所に血栓ができてしまうと血管が詰まります。脳の血管で発生すれば脳梗塞に、心臓の冠状動脈に発生すると心筋梗塞になってしまいます。

高血圧を放置した場合には、細動脈硬化、アテローム性動脈硬化という動脈硬化が生じ、身体のいろいろな臓器への血流障害が生じてしまうということを知っておいて下さい。高血圧放置のススメは犯罪です。

ケース7
高血圧を放置し、脳出血で急逝した40代男性

【受診までの経緯】

「はじめに」で紹介した男性です。30歳前後から健診で血圧が高いと指摘されていました。健診記録に残っていた血圧は160～180／90～100mmHgでした。しかし自覚症状はなく営業職として多忙な生活をしており、病院を受診する気持ちにはならなかったようです。当院受診の5年ほど前から頭痛を自覚するようになり、市販の頭痛薬で対処していました。40代前半の健診では、レントゲン写真で心臓の影が大きくなっていると指摘されたため、職場保健師のカウンセリングを受けています。その時の血圧が200mmHg近くあったため、早急に当院で診察を受けるよう勧められ、受診しています。

【その後の治療】

詳しく病状を尋ねると、睡眠も浅く熟眠感が少なく、自分のいびきで目が覚めることもあると訴えました。タバコは毎日40本ほど吸っており、それでも若いときよりは喫煙本数が減ったとのこと。外来血圧は192／92㎜Hgもありました。

診察するとこの男性にも大動脈弁狭窄、大動脈弁逆流の心雑音がありました。心電図にも強い左室肥大の所見があり、心臓への負荷は強いことがわかりました。頭痛を伴う非常に高い血圧で、心臓の拡大や左心室への負荷も生じており、直ちに降圧剤を開始しました。また禁煙の必要性、重要性を伝え、薬剤による禁煙治療も開始しました。睡眠時無呼吸症候群（注2）の合併も強く疑われたため、その検査も予約しました。受診されたのは土曜日の夕方、診療終了前であり、時間的な余裕がありませんでした。このため、次週の初めに再度受診していただくことにし、超音波検査や他の原因で高血圧になっていないかなどの検査を予約し、その日の診療を終えました。

しかし次週の予約日に電話があり、営業活動が多忙なため受診できないとの伝言がありました。非常に危険な状態であり、その日の夜、自宅に電話しましたが、応答がありません。携帯電話の番号を聞いていなかったのが悔やまれました。当院初診からちょうど7日目に急性期病院から次のような電話がありました。
「貴院に通う患者さんが脳出血で搬送されて意識はない。右基底核部の大きな脳出血で脳ヘルニアの状態。緊急減圧開頭血腫除去術を行った」
恐れていたことが発生してしまいました。1か月半ほど、急性期病院で治療を受けましたが意識は回復せず、その状態のまま慢性期病院に転院しています。残念ながらその後、約3か月で逝去されました。

【解説】

非常にお気の毒な方でした。高血圧放置の危険性が全く伝わっておらず、40代前半で急逝してしまいました。もっともっとやりたかったこともあったと思います。この男性の場合には、放置した高血圧以外に危険因子として、喫煙、睡眠時無呼吸、仕事のストレスが重なっていました。また大動脈弁膜症（注3）にも全く気付いていませんでした。ここまで病気がひどくなる前に、どこかできちんとした診断と本人への情報提供ができなかったものか…と大いに悔やまれました。

ちなみにこの男性は独身で、高齢の母親が一人、残されてしまいました。高血圧放置のススメは犯罪なのです。

注2　睡眠時無呼吸症候群
眠っている間にときどき呼吸が止まってしまう病気。就寝中のいびきが大きい、呼吸が止まっていると配偶者に指摘されて受診する方がいます。睡眠が不十分になるため、日中の眠気が生じ、居眠り運転になって事故を誘発したりすることがあります。

注3　大動脈弁膜症
心臓の出口にある弁が狭くなって血液の通りが悪くなったり、きちんと閉まらずに血液が逆流してしまったりする病気。

ケース８

高血圧の治療を受けながらも十分に血圧がコントロールされておらず、脳出血を発症した40代男性

【受診までの経緯】

40代になった頃から健診で血圧が高いと指摘され、40代前半から降圧剤の内服が始まっています。薬でどの程度のコントロールができていたか、詳細な記憶はないようです。仕事はハードで深夜を過ぎることも多かったそうです。40代半ばの時、意識がもうろうとしてきて急性期病院に搬送されました。病院では左脳出血と診断され、血腫除去術も受けています。発症時の体重は１１２kgもありました。手術後も右半身が十分動かず、言葉も不自由な状態が残ったため、仕事にも復帰することはできませんでした。食べ物を飲み込むことも難しくなり、リハビリ病院での治療が続きました。今後の全身管理を希望され、当院を受診しています。来院時の体重は90・６kgでした。

【解説】

　この男性も仕事一筋の人でした。高血圧を指摘されていましたが、薬を服用するだけで、残念ながら生活調整はできていませんでした。当院に転院してくる方の中に、「薬を飲んでいれば、それだけで高血圧治療になる」と誤解している人が多いのに驚きます。降圧剤を服用していてもそれが効果的かどうか、家庭血圧を計測して確認しなければなりません。この男性もそういった指導を全く受けていませんでした。生活も不規則だったようで、いろいろなストレスが重なってしまったのでしょう。脳出血を発症して大きな障害が固定してしまいました。

　再発を防ぐために当院を受診し、薬剤による血圧管理を行い、食事調整や運動で体重は83・5kgまで低下しました。家庭血圧は115～120mmHgにコントロールされ、安定した状態が続いています。大きなハンディキャップを背負ってしまいましたが、本人は非常に意欲的です。新たな職場で自分の特技を活かし、仕事を再開しています。スタッフ共々、応援しています。

ケース９

不十分な高血圧治療で脳梗塞を発症した50代男性

【受診までの経緯】

50代前半から高血圧と診断され、近くの医院で降圧剤による治療が開始されました。しかし頭痛、ふらつき、耳鳴りなどがあり、その時に血圧を測ってみると１５０㎜Hg前後になっていました。このままの高血圧治療でよいだろうかと、55歳の時に当院を受診しました。

【その後の治療】

外来血圧は１７０／96㎜Hgと高かったのですが、一般的な診察では異常はありませんでした。飲んでいる薬を見せてもらいましたが、やや効果の弱い薬でした。住所が遠方であり、家庭血圧の正しい測定方法を説明し、その結果をかかりつけ医に見てもらい、降圧剤の調整をしてもらうよう勧めました。困ったことがあればまた受診をと指示して、診察はこの日だけで終わりました。

その後、50代後半になって再度当院を受診しました。再来院の1か月前に右腕の脱力感に気付き、また呂律も回らなくなって急性期病院を受診しています。そこではラクナ梗塞と診断され、10日ほど急性期病院に入院。内科的な治療で症状は改善しましたが、急性期病院の主治医からは血圧管理をもっと綿密にするよう指導されました。今後の治療は当院でと希望され受診しています。


【解説】

初診から3年後に再度受診しています。初診後の経過を尋ねてみると、私が指示した通り、家庭血圧の結果をかかりつけ医院で見てもらい、薬は変更されました。しかし、それでも家庭血圧は135~140/85~90㎜Hgくらいで推移し、職場血圧は150/100㎜Hg程度だったそうです。

当院を再受診後は管理栄養士との食事調整を続け、体重は3年後に4kg減りました。

降圧剤を調整し、家庭血圧は１２０㎜Hg台に維持できるようになりました。ただ、右中大脳動脈には狭いところが残っており、血圧の下げすぎにも注意が必要で、脳外科医と一緒に診療を続けています。

ラクナ梗塞という脳梗塞は脳の細い動脈が動脈硬化によって狭くなり、最終的に閉塞して発生する脳梗塞です。ラクナ梗塞発症の主要な原因は、上手くコントロールできなかった高血圧です。この男性にもそれがありました。このように高血圧は当初からきちんと治療しなければ、経過中にラクナ梗塞を発症してしまうことがあります。腎臓の細い動脈に動脈硬化が発生すると腎硬化症と呼ばれる腎機能低下状態が生じてしまいます。高血圧によるこのような動脈硬化を細動脈硬化と呼びます。

「血圧が少々高くても放置しておいてもよい」「自覚症状がなければ病院に行く必要はない」などという発言がいかに犯罪的であるか、おわかりになると思います。放置した高血圧による合併症は、他の危険因子と相まって数十年後に発生してくる可能性があるのです。

ケース10

高血圧治療を受けたり受けなかったりして、アテローム血栓性脳梗塞を発症した70代男性

【受診までの経緯】

60代前半の時、総合病院で高血圧症の治療を受けていました。事情があり他院に転院して治療を続けていましたが、通院は続かず止めてしまったそうです。何となく調子が悪いと思って自宅で血圧を測ると190／120㎜Hgあり、驚いて当院を受診したのは60代後半の時でした。

【その後の治療】

当院受診前の3～4年間は、高血圧に関して無治療でした。一般的な診察や心電図、胸部レントゲン写真には特別な問題はありませんでした。持参した健診の血液検査でも

大きな問題はなかったのですが、高血圧の既往があり体調の悪さも自覚しています。外来の血圧は非常に高いため、降圧剤を開始しました。管理栄養士との食事調整を続け、体重も減少して家庭血圧は１３０㎜Hg前後にきれいにコントロールできました。しかし当院での治療開始８年後の70代後半に脳梗塞を発症して急性期病院に入院しました。診断はアテローム血栓性脳梗塞でした。

【解説】

高血圧の既往が長く、かつ採血検査で悪玉（ＬＤＬ）コレステロールも１９０㎎／dlと高かったため、当院受診時にも頸動脈エコー検査を行っていました。頸動脈にはアテローム血栓性脳梗塞の原因になるプラークを確認していたのですが、コレステロールを下げる薬を使用すると便秘が強く、継続することができませんでした。このため、アテローム血栓性脳梗塞発症後は他の作用機序の薬を使用して、脳梗塞再発予防を行っています。

高血圧の合併症としてアテローム血栓性脳梗塞があります。これは、心臓近くの大きな動脈や、首のあたりの動脈の内側に、プラークと呼ばれるコレステロールの塊が付着すると、血流に障害が起きたり、プラークが破裂したりしてその部位に血栓ができ、それが流れ出して、その先の脳の血管を閉塞し、脳梗塞を発症させる病態を言います。

『高血圧治療ガイドライン2014』にも、高血圧による臓器障害の確認部位として、「頸動脈の内膜中膜複合体の厚さ」が指摘されています。これはこういったアテローム血栓性脳梗塞の原因になる頸動脈のプラークにも注意するようにとの指摘です。

目の前の血圧が高い患者さんに対して、コレステロールの状態や喫煙、糖尿病、家族歴などの危険因子を確認せず、ましてや首の動脈の状態も検討せず「高血圧なんかたいしたことはない。ほうっておけ！」と偉そうに言っても、その宣告に何ら安全性の根拠はないことがわかります。高血圧の合併症を防ぐために、身体のいろいろな部位に注意を払わなければならないのです。

高血圧放置のススメは犯罪です。

ケース11
高血圧治療中に合併していた心房細動が見逃され、心原性脳梗塞を発症した60代男性

【受診までの経緯】

40代前半から高血圧を指摘され、かかりつけ医院で降圧剤の投与を受けていました。60代になった直後、自宅で倒れているのを発見され、急性期病院に搬送されました。診断は心原性脳梗塞でした。高血圧に合併していた心房細動に主治医が気付かず、脳梗塞を予防する手段が取られていませんでした。心房細動があるのに適切な治療が行われていないと、心臓の中の左心房にできた血栓が身体のいろんな部位に飛んでいくことがあり、臓器の機能を障害してしまいます。この男性の場合は運悪く、血栓が脳に飛んでしまいました。懸命の治療が続き、命は取り留めましたが、言葉を失う失語症と身体の半身が動かなくなる重度の片麻痺が固定してしまいました。車椅子での生活となり、今後

の治療は当院でと希望して受診しました。

【解説】

この男性の心臓を心臓超音波検査で確認すると、左心房という部分が通常よりかなり大きく、脳梗塞の原因となった心房細動はつい最近生じたものではなく、かなり以前からでき上がっていたことがわかりました。ケース1でも書きましたが、この男性のCHADS2スコアは高血圧による1点で、年間の脳梗塞発症率は1・5％でした。普通であれば降圧剤に加えて、血液をサラサラにする薬を使用し、血栓ができにくくするような抗凝固療法を行います。この男性には残念ながらこの抗凝固療法が行われていませんでした。

普段の高血圧診察では薬が処方されるだけで、全身の診察をしてもらう機会はなかったようです。心房細動が出現したときに、強い動悸がするとして受診される方は多いのですが、心房細動を合併していても、患者さん本人が全く気付かないことは多々あります。心電図をとればすぐにわかるのですが、その機会がなければ見逃されやすいのです。

医師が手首の動脈で脈拍数を確認したり、聴診器で心音を聴くという診察をしたりしなければこの心房細動は見逃されてしまいます。

高血圧の方を診察していると、その人に心房細動が合併してこないかどうか気になります。診察の時にこの不整脈がなくても、「ドキドキすることはありませんか？」と尋ねます。また「ドキドキすることが続くようなら連絡して下さい」と伝えています。

心房細動を見つける方法として次のような方法を提案しています。

①ドキドキしたときには家の近く、または職場近くの医院に飛び込んで、心電図確認をしてもらう。

②頻度が増えてくれば発作時に心電図を記録できる写真④のようなイベント心電計をクリニックに借りに来る。

③１日に何度も起こるようになったら24時間の心電図を記録できるホルター心電図を装着する。

こういった方法で患者さんの訴える「ドキドキ」を捉え

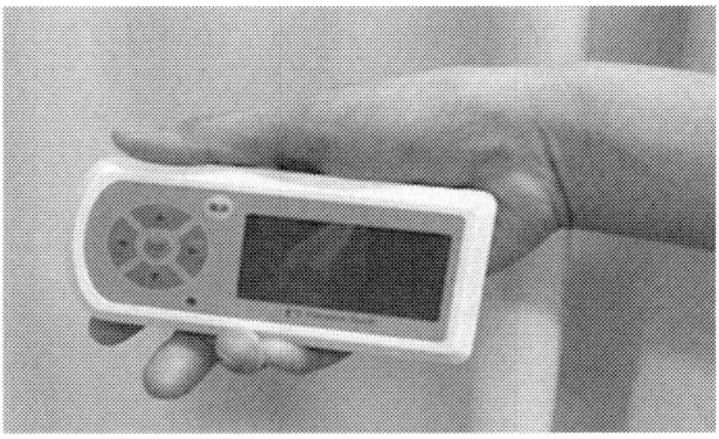

写真④　イベント心電計。発作時にこの装置を身体につけると、心電図を記録することができる

てみると、それが心房細動であったということもよくあります。

高血圧で治療を受けていて動悸が生じた場合には、それがどのようなタイプの不整脈かを見極めることが大切です。十分お気をつけ下さい。なお、かかりつけ医院にイベント心電計がない場合には、ネットで「携帯心電計」と検索すれば2万円台で購入することができます。

ケース12
放置した高血圧で腹部大動脈瘤が発生した60代男性

【受診までの経緯】

公務員の男性で40代から血圧が高いと指摘されていました。しかし、自覚症状がないためそのままにしていました。退職後の60代前半になって、起床時にドキドキする感じに気付きました。同時に前胸部の重い感じも伴うため心配になり当院を受診しています。

【その後の治療】

外来の血圧は１６２／98㎜Hgありました。全身の診察では呼吸音が喫煙者特有の粗い音に変化している以外に、問題はありませんでした。心電図には異常はありませんでしたが、胸部レントゲン写真には肺気腫を示唆する所見がありました。起床時のドキドキする感じは何らかの不整脈によるものであり、その原因として放置されてきた高血圧による心臓への過剰な負担と喫煙が考えられると説明しました。

発作時の心電図を記録できるイベント心電計を1週間持ってもらいドキドキする感じを記録してもらうと、上室性期外収縮が捉えられました。この不整脈自体は危険なものではなく、投薬が必要な状態ではないと説明しました。しかし、禁煙は必要で、きちんと血圧を下げて心臓への負担を取ると、この不整脈はなくなることが多いと説明し、治療を開始しました。降圧剤は1剤では効果がなく、2剤、3剤と必要になりましたが、家庭血圧が低下するとドキドキ感は消失し、前胸部の重い感じもなくなりました。家庭血圧は120~130㎜Hg程度に抑えることはできて、経過は良好と判断していました。

しかし、5年後60代後半になったある日、腹部を診察していると、腹部大動脈がやや太く拡大してきていることに気付きました。急性期病院に依頼して腹部CT検査を行ったところ、最大短径37㎜の腹部大動脈瘤が確認されました。本人にはその旨を説明し、動脈瘤を大きくしないようこれまで通り血圧のコントロールを継続すること、そしてなんとしても禁煙をと勧めました。しかし、禁煙の意志はなく、2年後に撮影した腹部CT検査で腹部大動脈瘤の最大短径は50㎜に達したため、急性期病院に紹介しました。動脈瘤の大きさもさることながら、動脈瘤の拡大スピードが速すぎました。開腹術による腹部大動脈瘤切除、人工血管置換術を受けています。

【解説】

この男性も40代からの高血圧を放置していました。60代初めに当院を受診し、高血圧の治療を開始しました。しかし、残念ながら腹部大動脈瘤の拡大を止めることはできず、手術に至りました。当院初診時、私が行った腹部の診察では確認できる大きさの腹部大動脈瘤はありませんでした。しかし、長い間高血圧を放置していたため、少しずつ腹部大動脈は拡大してきていたものと思います。

腹部大動脈瘤は健診などの際に、超音波検査やＣＴ検査などの画像検査で、たまたま発見されることもあります。しかし、そういった画像検査を含む健診を受けない人は、医師が診察しなければ発見されません。この男性が薬をもらうだけの高血圧診療を続けていたら、腹部大動脈瘤は見逃され、破裂の状態で救急病院に搬送されたことでしょう。ただ、医師が腹部の診察をすることで、すべての腹部大動脈瘤を発見できるかといえばそれは不可能です。お腹が脂肪で大きく膨らんでいるような人は、医師の手で腹部の内部を探ることができず、腹部大動脈そのものの確認ができません。腹部大動脈瘤の危険因子が多い人は、腹部エコー検査や腹部CT検査などを受けなければ、腹部大動脈瘤の有無は明らかになりません。

なお、腹部大動脈瘤を発生しやすい因子としては加齢、男性、血縁関係のある親族に腹部大動脈瘤がある人、高血圧、喫煙、脂質異常症、閉塞性動脈硬化症や虚血性心疾患をすでに発症している人、が挙げられています。また腹部大動脈瘤を予定手術で行えば、死亡率は数％以下ですが、腹部大動脈瘤が破裂し、救急搬送されて緊急手術を受けると、ほぼ半数は死亡すると以前から報告されています。

腹部大動脈瘤は見逃してはならない高血圧の合併症です。血圧の数値だけをあげつらって、「少しぐらい高くても、あなたの血圧に問題はない。高血圧は放置しておけばよい」などと言い放つのは犯罪です。いつも思いますが、医師は目の前の患者さんをきちんと診察して初めて、今後の病状経過を説明することができます。

患者さんを診察せずしての放言は「百害あって一利なし」です。

ケース13
長年の高血圧治療を受けながら、両足の動脈が詰まっていたことに気付かれなかった70代男性

【受診までの経緯】

40代半ばから高血圧を指摘され、内服治療を受けていました。近畿圏在住でしたが妻が亡くなったため、70代になり郷里の徳島に帰ってきました。近くの医院で降圧剤の投与を受けていましたが血圧のコントロールが上手くいかず、高い時には１８０mmHg近くまで上昇するため、心配になり当院を受診しています。

【その後の治療】

受診時の血圧は１５０／82mmHgでした。全身の診察をしてみると、両側の足の付け根の動脈拍動はわかるものの、両膝から足先にかけては動脈の拍動が触れませんでした。

両足に向かう動脈が太股の部分で詰まっていることがわかりました。安静時の心電図では高血圧によって心臓に負荷がかかっている所見がありました。足のだるさがあるかどうか尋ねてみると、そう言われれば歩いていると足がだるくなるとのこと。高血圧で足の動脈が詰まっている場合には、他の部位の血管も詰まっている可能性が高く、注意が必要です。高い血圧の原因として腎臓の動脈が狭くなっている可能性もあったため、直ちに急性期病院に紹介しました。

結果は両足の太股で動脈が詰まっており、骨盤の中では両側の腸骨動脈という腹部大動脈から分かれて足のほうに向かう太い動脈もかなり狭くなっていることがわかりました。腎臓の動脈に狭窄病変はありませんでしたが、心臓の筋肉を栄養する左側の冠状動脈の根元に、強い狭窄病変があると指摘されました。そのため、カテーテルを使用して両側腸骨動脈にステントを挿入して広げ、その後、冠状動脈バイパス術を受けて元気に退院されました。術前に比べて歩ける距離に制限はなくなり、日常生活でも何ら問題はないそうです。

【解説】

この男性は30年近く高血圧の治療を受けてきましたが、足の動脈の通り具合の確認は受けたことがありませんでした。高血圧によって足の動脈が詰まってくることは頻度的には多くはありませんが、一定の確率で生じます。足の動脈が急に詰まると非常に強い痛みを感じるのですが、動脈硬化でゆっくり詰まってきた場合には、側副血行という回り道をして血液を末梢に運ぶ血管が発達するため、この病気を自覚することが遅れます。

動脈の詰まり具合がある程度進んでくると、歩いた時に足のふくらはぎが痛くなるという症状が出てきます。この症状はしばらく歩いていると足のふくらはぎが痛くなりますが、２〜３分休んでいるとまた歩けるようになるのが特徴です。こういった症状を間歇性跛行《かんけっせいはこう》と呼びます。ケース４の写真①（42ページ）で示したように、医師が患者さんの足先の動脈拍動を手で確認すれば、この病気があるかどうかがすぐにわかるのですが、なかなかその診察がなされません。足の動脈の状態を観察するには、患者さんに診察台の上で仰向けに寝てもらわなければ確認できません。丸椅子に座ったままの状態で診察を受けても、この病気が発見されることはないのです。

高血圧による閉塞性動脈硬化症を見逃さないためには、診察台の上で仰向けになって、診察を受けなければなりません。また前出の間歇性跛行という症状にも注意が必要です。この症状は腰部脊柱管狭窄症という整形外科の病気でも現れるため、その見極めも必要です。

見逃されやすい高血圧の合併症として、この閉塞性動脈硬化症があります。高血圧の患者さんの場合には常に全身に注意を払わなければなりません。

薬をもらってくるだけの高血圧診療では、高血圧に伴う合併症が見逃されてしまいます。

ケース14 高血圧の治療中に不安定狭心症、腹部大動脈瘤が発生して治療を受け、最終的に血液透析が必要になった60代男性

【受診までの経緯】

血圧が高いと指摘され、50代初めの頃から降圧剤の服用を開始しています。腎機能の低下は若い頃から指摘されていたようですが詳細は不明でした。60代初めの出勤途中に胸が締めつけられるようになり、急性期病院に搬送されて不安定狭心症と診断され入院しました。狭くなった冠状動脈を広げるカテーテル治療を受けて、治療はうまく成功しています。入院中の検査で腹部大動脈瘤も存在していると指摘され、破裂の危険性がある大きさであり、動脈瘤の内側にステントグラフトを挿入する治療を受けています。経過中に腎機能の低下があり、一時的に血液透析を受けて切り抜けました。以後の治療を希望され、当院に紹介されてきました。

【解説】

若い頃から腎機能の低下があった方ですが、どの程度の低下かは不明でした。また50代初めからの高血圧の管理状態が、どのようなものであったのかも今となってはわかりません。

当院に紹介されたときの、腎機能の指標であるクレアチニンは4・9mg／dl（正常域は0・61～1・04）と非常に厳しい状態でした。クレアチニンは腎臓からだけ排泄される物質で、腎機能が低下すると身体の中に溜まってきてしまいます。血液透析への移行をできるだけ遅くするよう、血圧の管理を十分に行い、経過を見ることにしました。家庭血圧は120㎜Hg前後にコントロールし、定期的な採血検査で腎機能の推移を観察しました。透析専門病院にも診療を依頼して一緒に治療を行いましたが、残念ながら1年後に血液透析に移行せざるを得ない状態になってしまいました。

若い時からの腎機能低下が何によってもたらされていたのかは不明です。しかし原因が何にせよ、腎機能が低下した人に対しては家庭血圧を125／75㎜Hg未満に制御したほうが腎機能の保持には有利ということがわかっており、徹底した血圧管理が必要でした。腎機能が低下しているからといって、特段の自覚症状はありません。この男性の場合は先に腎機能を低下させる疾患があったのですが、高血圧合併症の一つとして最終的に血液透析が必要になることがあると知っておいてほしいと思います。

高血圧の治療に際しては、腎機能がどの程度で維持されているのか、気をつけなければなりません。「自覚症状がなければ高血圧を放置しておいてよい」などという言葉は、妄言どころか犯罪であると私が憤るゆえんです。

ケース15

放置された高血圧により腎機能障害が進行し、その悪化を懸命に防いでいる60代男性

【受診までの経緯】

40歳の頃から血圧は高いと指摘されていました。健診での血圧は180〜200／100㎜Hgでしたが、自覚症状は何もないためそのままにしていたようです。60歳のときの健診で血圧が240㎜Hgを示したため、これではまずいと思い当院を受診しています。

【その後の治療】

外来血圧は198／110㎜Hgもありました。一般的な診察では高血圧の合併症を認めませんでしたが、心電図では心臓への強い負荷が生じている所見がありました。心臓

超音波検査で確認すると中等度の左室肥大が認められました。持参された健診結果では腎機能の指標となるクレアチニンが１・55㎎／dl（正常域は０・61～１・04）に上昇していました。ＣＫＤと呼ばれる慢性腎臓病の程度を判断すると、グループ３ｂに該当しました。慢性腎臓病はその程度によってグループ１、２、３ａ、３ｂ、４、５の６段階に分かれています。グループ３ｂといえば中等度から高度の腎機能低下状態になっていることを意味します。高血圧による腎機能障害が強く生じている状態でした。

その日、管理栄養士と話し合ってもらうと、食事での塩分過剰摂取の実態が明らかになりました。朝食は大好きなウィンナーソーセージ４～５本を毎日、漬け物も好物。朝食だけで塩分は５ｇくらいになります。昼はコンビニ弁当で塩分は４～５ｇ程度。夜は野菜と魚料理で塩分は３～４ｇ程度。１日の推定塩分摂取量は12～14ｇでした。早急に食事の塩分調整をすることが必要と説明しました。

非常に高い血圧で、すでに腎機能障害が生じています。急に血圧を下げると腎機能がさらに悪化することがあるため、３～６か月程度で、ゆっくり血圧を下げ、悪化している腎臓の機能を守り、将来、血液透析に至らぬよう工夫をしましょうと説明しました。

【解説】

高血圧によって腎機能が悪化するということを全く知らない方でした。この程度の腎機能低下では自覚症状はなく、普通の人と何ら変わりません。しかしこの状態を放置すれば早晩、血液透析に至るでしょう。この男性には次のように説明しました。

「腎機能を保つためには徹底した血圧管理が必要で、その基本は食事の調整と適度な運動で、それに降圧剤を加えます。腎臓をはじめとして、全身の臓器を高血圧による障害から守る必要があります」

治療を開始して6年が過ぎました。クレアチニンは1・90㎎／dlと少し高くなっていますが、家庭血圧は110～130程度で推移しており、一定レベルで腎臓の機能維持ができている状態です。

自覚症状がないからといって高血圧を放置しておけば、このように知らぬ間に腎機能の低下をもたらすことがあります。ゆめゆめ高血圧を放置してはならないのです。高血圧放置のススメは犯罪です。

ケース16
放置した高血圧により腎機能の低下が生じたものの、治療により改善してきた50代男性

【受診までの経緯】

事務職員として仕事に従事していました。以前から血圧が高めで気になっていたのですが、自覚症状はなく何をどうすればよいのかわからないため、そのままにしていたそうです。しかし、出勤して仕事を始めたとき頭がボーッとしてきて、ふらつきや冷や汗が出るようになり、職場で血圧を計測すると１７０㎜Hgにもなっていました。自覚症状が出てきたため今後どうすべきかとして当院を受診しました。

【その後の治療】

外来の血圧は１５２／94㎜Hgで、尿検査では蛋白が陽性でした。ふらつきを伴い、尿

蛋白陽性の血圧上昇でしたので、直ちに降圧剤を開始しています。採血検査では腎機能の指標となるクレアチニンは1・72mg／dl（正常域は0・61～1・04）に上昇していました。

【解説】

この男性は何となく血圧が高そうだと自覚はしていたのですが、はっきりとした自覚症状はないため、どうすべきか迷っていました。そのうちにふらつきや冷や汗が出現するようになり、血圧を計測すると明らかに高いことに気付いて来院しています。

初診時の検査では尿蛋白が陽性であり、採血検査では腎機能の低下も認めていました。慢性腎臓病（CKDと略して呼ぶことがあります）の状態であり、将来の血液透析への移行が気になる状態でした。働き盛りの男性ですので、なんとかそれは避けなければなりません。現在の病状を説明し、腎臓を保護するためにはまずきちんと血圧を下げる必要があり、状況からは降圧剤を先行させるほうがよいと説明しました。食事に関しては管理栄養士ときちんと話し合い、食事の調整をするよう勧めました。事の重大さが理解でき、奥様も来院し一緒になって生活調整を続けました。

初診後３年を経過していますが、体重は６kg減少し、家庭血圧は１２０㎜Hg前後にコントロールでき、クレアチニンは1・33mg／dlまでに低下し、尿蛋白は陰性化していきます。まだまだ安心できる状態ではないのですが、今後も全身状態を観察しながら、腎臓の機能保護を中心にして、治療を進めていく予定です。

ケース17

高血圧を放置し、合併する糖尿病、睡眠時無呼吸にも気付かず、腎機能の悪化に至った70代男性

【受診までの経緯】

大手企業での事務職を60代前半で退職し、その後は週に3回のウォーキングや月に1、2回のゴルフも楽しんでいました。職場健診では40代前半から不整脈や血圧上昇を指摘されていましたが、自覚症状がないため病院は受診せず、そのままにしていました。70代初めのある夏の夜、猫の鳴き声で目が覚めて起き上がろうとすると強いめまいが生じました。頭痛、嘔吐も伴ったため救急車で急性期病院に搬送されています。その際、頭部のMRI検査では異常はないものの、血圧が230㎜Hgを示したため応急の処置を受け、翌々日に当院を受診しています。

【その後の治療】

急性期病院で降圧剤が開始されていましたが、外来受診時の血圧は１７０／１１０㎜Hgと極めて高く、また糖尿病の指標であるＨｂＡ１ｃは８・４％を示し、腎機能の指標のクレアチニンは２・３㎎／dl（正常域は０・61〜１・04）にもなっていました。話を聞くと昼間の眠気があり、奥様の話ではいびきも大きいとのこと。睡眠時無呼吸症候群も合併しているようでした。

血圧の管理をきちんとしなければ、心血管系の合併症が高い確率で出現し、またすでに腎臓も悪化しており、血液透析を避けるためにも十分な血圧管理が必要でした。投薬のみならず、管理栄養士との面談を継続することにして、治療を開始しました。

【解説】

高血圧を指摘されていたにもかかわらず、病院を受診することはありませんでした。自覚症状がなかったため受診が必要とは思わなかったそうです。高血圧の治療は自覚症状のあるなしで決めるものではありません。高血圧による各種の合併症を避けるために、血圧が明らかに上昇したと診断された時点で治療を開始します。ただ、治療というとすぐに薬を連想する人が多いのですが、そうではなく、まず食事と運動での調整を開始し、それでも十分な効果がないときに、投薬を開始します。

治療の基本である食事と運動による調整がなおざりにされている現状が非常に残念です。

引き続いての検査で無呼吸・低呼吸指数が40・2回／時という重度の睡眠時無呼吸が合併していることがわかりました。原発性アルドステロン症（注4）という二次性高血圧の原因となる疾患はありませんでした。

この方は放置してしまった高血圧と、気付いていない糖尿病、睡眠時無呼吸のせいで、腎臓の機能が非常に悪くなってしまいました。将来の血液透析を避けるために、十分な管理が必要と説明し、診療を開始しています。今後全身の評価を進めながら、睡眠時無呼吸に対処し、臓器の機能維持に努めることにしています。

注4　原発性アルドステロン症

原発性アルドステロン症とは、身体に食塩をため込んでしまう作用のあるアルドステロンというホルモンが、体内で過剰に分泌されることによって引き起こされる高血圧です。その多くは、腎臓の上にある副腎という小さな臓器にできた腫瘍が原因です。腫瘍がある副腎を手術で摘出することで、血圧が下がるだけではなく、降圧剤を中止できる場合もあります。この病気を疑うきっかけは、若い年齢で高血圧になる方、これまで順調であった血圧が急に高くなってきた方、何種類も降圧剤が必要な方などです。

ケース18

指摘された高血圧を放置し、高血圧治療を開始するも生活調整方法の指導を受けず、途方に暮れていた60代男性

【受診までの経緯】

50代半ばから高血圧を指摘されていました。健診で指摘された血圧は200㎜Hg近いこともあったといいます。しかし自覚症状は何もないため、そのままにしていました。50代後半になり、心配になって近くの医院を受診して降圧剤の投与を受け始めています。

しかし特に自覚症状もないため、2～3年で通院は止めてしまったそうです。それでも気になるため家庭血圧の計測は続けていました。家庭血圧で160／100㎜Hg前後の値が続くため、別の医院を受診して降圧剤が再開されています。しかし、腎機能が悪くこのままでは血液透析になると説明を受けて心配になり、また血圧の変動が強くコントロールできていないことも不安になり、当院に転院しました。

【その後の治療】

外来受診時の血圧は１６４／96㎜Hgで尿蛋白１＋でした。診察では足に軽度の浮腫を認めただけで、他に異常はありませんでした。心電図には高血圧によって左心室に負荷が生じている所見が見られました。胸部レントゲン写真では大動脈がやや拡大して蛇行していました。採血検査結果では腎機能の指標となるクレアチニンが１・55㎎／dlと高く、別の腎機能の指標であるｅＧＦＲ（推定糸球体濾過量）は35・８ml／minと大きく低下していました。慢性腎臓病のグループ３ｂという状態でした。

【解説】

この男性も自覚症状のない高血圧でした。自覚症状がないので積極的な血圧調整はせず、何となくこのままではよくないかもしれないと思い、病院を受診して投薬を受けています。

しかし、基本的な食事の調整方法は全く聞いたことがないと言われました。また、運動好きの方でしたが、睡眠時間は４時間と短く、午前２～３時に目が覚めたときにはジヨギングをしてから再度寝入るという、サーカディアンリズム（概日リズムと呼ばれ、約24時間周期で変動する生物の生理現象を言います。この男性のように本来睡眠を取らなければならない時間帯に運動をしたりすると、このリズムが崩れ、体内のホルモン環境も変化して身体に悪影響を与えてしまいます）を全く無視する生活を続けていました。ところが、これまでの診療では、そういった生活が腎臓に悪い影響を与えるので中止するようにとの指摘はなかったそうです。

高血圧に伴う腎機能低下が生じ、将来の血液透析が心配される状態でした。腎臓に負担の少ない降圧剤を選択し、投与を開始しました。また管理栄養士との継続した食事調整も始めました。深夜のジョギングは腎臓への負担も強く、即刻止めるよう指示しました。自身の生活を地球のリズムに合わせるよう、サーカディアンリズム保持の重要性も説明しています。自覚症状がないからといって高血圧を放置した場合の一つの合併症が、このような腎機能低下なのです。将来の血液透析を避けるため、スタッフ一同で工夫を続けています。

ケース19
検診で血圧は高めだが年齢相応と説明され全身の評価がなされず、胸部大動脈瘤が見逃されていた70代男性

【受診までの経緯】

公務員を退職後、60代初めから近くの医院で特定検診を受けていました。その当時の血圧は１５０㎜Hg台でしたが、年齢相応であり問題はないとされていました。自覚症状は何もありませんでしたが、今後の特定検診は当院でと希望し、70代初めに受診しています。

【その後の治療】

１５９㎝、71㎏、ＢＭＩ28・０で体重は多い男性でした。外来血圧は１８８／94㎜Hgもありました。これまでは特定検診ばかりで、身体の全体を評価されてないため、全身

の評価を行いました。一般診察では大動脈弁狭窄を示唆する軽い心雑音があり、腹部脂肪も多めでした。

心電図では高血圧に伴う強い左室負荷所見があり、胸部レントゲン写真では写真⑤のように遠位弓部大動脈の拡大を認めました。心臓超音波検査では左心室の壁が内側18㎜、外側14㎜と強い肥大を認めました（男性の正常は7〜12㎜）。

放置された高血圧によって左室肥大と胸部大動脈瘤が発生していることがわかりました。急性期病院に依頼してCT検査を行いましたが、遠位弓部という部位の大動脈に最大短径52㎜の動脈瘤を確認しました。外来血圧も高く、胸部の大動脈に大きな動脈瘤があるため、直ちに降圧治療を開始しました。管理栄養士との食事調

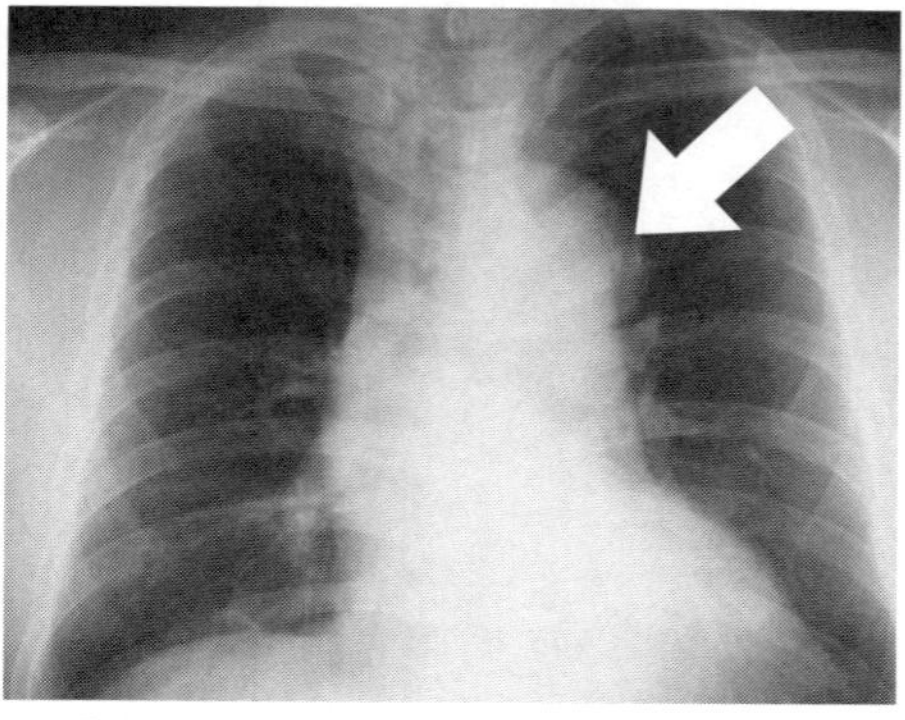

写真⑤　弓部大動脈瘤の胸部レントゲン写真。医師ならひと目でわかる弓部大動脈瘤

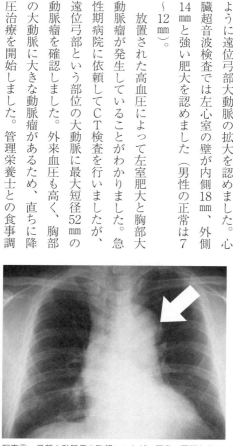

整も加え、全身の管理を行いました。その後、家庭血圧は１２０㎜Hg前後にコントロールすることができました。

しかし、定期的なＣＴ検査を続けていると3年後に動脈瘤は最大短径60㎜に達したため破裂の危険性が高いと判断し、急性期病院に紹介しました。75歳の時に手術が行われましたが、非常に大がかりな内容になりました。心臓から出た大きな血管である弓部大動脈をすべて人工血管に置き換え、冠状動脈バイパス手術も追加されました。幸いなことに、85歳の現在もお元気に生活されています。

【解説】

この男性も血圧が高いことは指摘されていましたが、年齢を考えると気にすることはないと説明され、「60代の健康優良児」と説明されています。しかし、一般的な診察がきちんと行われておらず、全身の評価を勧められることはありませんでした。

外来受診時のままのような高い血圧で推移していたら、ある時点で胸部大動脈瘤破裂により突然死していたことでしょう。

「血圧は年齢＋90の値であれば問題はない」と、未だにそのように主張する医師がいます。さらにひどい場合には「60歳を過ぎたら自分の年齢に110足した血圧でも、問題はない」と輪をかけた暴論を述べる医師もいます。短期間ならそれで問題がない人もいるでしょう。しかし問題があるかどうか、目の前の患者さんを診察して評価しなければならないのです。医師は易者ではありません。宣告するだけではダメなのです。血圧が上昇している患者さんをみた場合に、医師は全身の診察をし、継続して身体全体に目配りをしていきます。そのことを覚えておいて下さい。

ケース20

十分管理しなかった高血圧によって、スタンフォードA型急性大動脈解離を発生させてしまった70代男性

【受診までの経緯】

40代初めから地元の医院で高血圧と診断され、服薬を開始していますが、規則正しい服薬ではなかったようです。70代初めの冬のある日、薪ストーブの薪を作るために、のこぎりで材木を切っていると急に頭が重くなりました。その後、両手の脱力感が生じ、前胸部痛が生じています。背部や両肩にも重い感じがあり、急いで自宅に帰りました。血圧を測ってみると普段は１４０㎜Hg程度であるのに、１０７

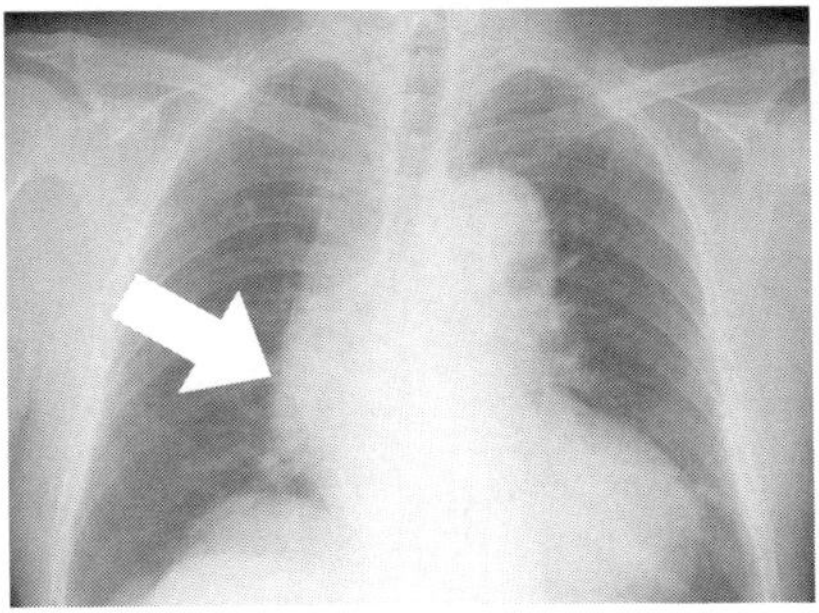

写真⑥　スタンフォードA型急性大動脈解離の胸部レントゲン写真。上行大動脈が大きく張り出している

／67㎜Hgしかありません。症状が持続するため急いで当院を受診しました。

【その後の治療】

来院時の血圧は112／72㎜Hgでした。全身の診察では特に問題となることはありませんでした。心電図では高血圧特有の左室負荷所見がありました。胸部レントゲン写真では前ページ写真⑥のように心臓から出ている上行大動脈が右側に拡大し、上縦隔という心臓の頭側の部分が拡大しています。自覚症状と胸部レントゲン写真の所見を考えると、スタンフォードA型急性大動脈解離（注5）が発生していると診断しました。直ちに急性期病院に搬送し、同日半弓部大動脈置換術が行われています。無事退院し、元気に山仕事に復帰しています。

【解説】

この男性には降圧剤が投与されていたのですが、ときどき計測する血圧が140㎜Hg程度であったため、病気発症前には服薬を中断していたそうです。いつから中断していたのかは明らかではありませんが、発症の2日前に血圧上昇を自覚し、急いで服薬を再開しています。大動脈解離が発生したのは2月初旬のもっとも寒い時期であり、この時期に降圧剤を中断していたことが発症の誘因になったのでしょう。

高血圧治療では四季を通じて自分の血圧を確認することが必要です。特に冬季には血圧が上昇しやすいため、家庭血圧をきちんと確認し、高いようなら、かかりつけ医に連絡しなければなりません。高血圧の治療をしていて、冬季に降圧剤の増量が必要になることはよく経験します。繰り返しますが、高血圧の治療に際しては、四季を通じて家庭血圧を確認していくことが必要です。受けている高血圧治療で自分の血圧がどの程度に維持されているのか家庭血圧を計測して確認し、その結果をかかりつけ医に見てもらい、降圧剤の調整をすることが必要なのです。薬を飲むだけの高血圧治療では重篤な合併症を防ぐことはできません。

注5　スタンフォードA型急性大動脈解離
心臓から出た大きな動脈が解離するのが大動脈解離ですが、上行大動脈に解離が及んだ状態をスタンフォードA型大動脈解離といいます。緊急手術を行わないと救命できない、非常に重篤な疾患です。

ケース21

高血圧を放置してスタンフォードB型急性大動脈解離を発症した40代男性

【受診までの経緯】

40代の男性です。毎年健診を受けていましたが、40代初めの健診で初めて血圧が150㎜Hgと高いことを指摘されています。その後も同様の指摘がありましたが、自覚症状は何もないため、そのままにしていました。40代半ばのとき、左背部の痛みに気付き内科を受診し、胸部大動脈解離を疑われ、急性期病院に紹介されています。そこではスタンフォードB型急性大動脈解離（注6）と診断され入院治療を受けています。幸い解離した大動脈はほとんどが再接着し、ごく一部に解離した病変が残ったままの状態で退院しています。その後、徳島に転居し当院を受診しました。

【その後の治療】

来院時の血圧は152／94㎜Hgとまだ高く、再発予防のためにはきちんと血圧をコントロールする必要があると伝え、家庭血圧も計測して対応するよう説明しました。

【解説】

大動脈解離は故石原裕次郎さんが罹患《りかん》したため、有名になりましたが、まだまだ知られていない病気です。太い動脈が竹を割くように剥がれていく病気です。剥がれる部位によってその致死率は異なるのですが、この病気が発症したときには、解離した部位によって、開胸術で剥がれた部分を人工血管で置き換えたり、カテーテルを使ってステントグラフトを挿入し、解離した部分を圧着したりします。この男性のようなスタンフォードB型急性大動脈解離の場合には降圧剤による内科的治療が優先されます。

大動脈解離はマルファン症候群という先天的に動脈の壁が弱い人に発生しやすいのですが、マルファン症候群でない人にも起こります。大動脈解離を誘発する大きな原因が高血圧です。まさか、自分が大動脈解離になるとは…と思われるでしょうが、頻度は少ないものの高血圧に合併する非常に危険な合併症です。
たかが高血圧と侮ってはなりません。

注6　スタンフォードB型大動脈解離
大動脈解離が上行大動脈以外の大動脈に存在する状態で、薬による降圧治療が優先されます。解離した部分が破裂しそうになったときや、大動脈の分枝が閉塞して障害が生じるようになったときなどには、手術治療やステントグラフト挿入術が必要になります。

ケース22
放置した高血圧で非常に強い左室肥大が生じた50代前半の男性

【受診までの経緯】

30代の若い頃から血圧は高めと指摘されていましたが、この10年ほどは健診を受けていませんでした。当院受診の1年前に歯科を受診した折、血圧が１８０㎜Hg前後であると指摘されました。自覚症状は何もありませんでしたが、少し気になり90kg近くあった体重を頑張って15kgほど落としています。しかし、久しぶりに受けた健診では血圧が１７６／１００㎜Hgもあり、知り合いの看護師に勧められて当院を受診しました。

【その後の治療】

外来受診時の血圧は１８４／１１８㎜Hgでした。一般的な診察では気になる所見は何もありませんでしたが、心電図では非常に強い左室負荷所見がありました。心臓超音波検査で確認すると、左心室の壁の厚さがその全体にわたって14㎜まで厚くなっていました。正常値は男性7～12㎜、女性6～10㎜です。血圧を上昇させる原発性アルドステロン症や腎動脈狭窄に伴う高血圧はないことを確認しました。すでに心臓に強い負荷が生じているため、降圧剤を先行させ、食事の調整も同時に開始しました。

管理栄養士が食事の分析をしてみると、ラーメンやうどんが大好きで、うどんは1回に3玉も食べたりすることがわかりました。そういった塩分過剰摂取の食事調整をし、降圧剤の効果も相まって5か月後には朝の家庭血圧が125／80㎜Hg前後で維持できるようになりました。

【解説】

高血圧に伴う左室肥大は初期には何の自覚症状もありません。現にこの男性も週に3回スポーツジムに通い、ウォーキングや山登りもしていました。しかしこの状態を放置すると左心室の拡張障害が生じるようになり、場合によっては心不全に至ります。

左心室の拡張する能力が低下するとなぜ具合が悪いかは、次のように説明されています。走ったり、荷物を持ったりして、心拍数が速くなるような動作をすると、心臓は肺からきれいな血液を受け取って、速やかに全身に送ろうとします。そのためには、心臓は手早く自らを膨らませて血液を収納しなければならないのですが、左心室の壁が厚くなって左心室が拡張するスピードが落ちると、肺から必要なだけの血液を受け取ることができなくなります。受け取り損ねた血液は肺に溜まってしまうため肺の機能が障害され、さらには全身の静脈灌流が停滞するため、肝臓や腎臓、消化器の機能も低下し、最終的にうっ血性心不全に至ります。

長年放置した高血圧でこの左室肥大が生じてしまうと、容易にうっ血性心不全を発症してしまいます。現在の日本で心不全のために入院する人のほぼ半数は、この左室拡張障害に伴う心不全と報告されています。左室肥大も侮れない病態です。

高血圧に伴うこの左室肥大は心電図で確認できます。超音波検査のほうがもっと鋭敏に左室肥大を検出できますが、保険診療で全員に超音波検査を行うのは、費用対効果を考えると得策ではありません。心電図検査で左室肥大所見を認めれば、実際に左室肥大が存在する確率は非常に高くなります。この男性に対して医師が診察もせずに「高血圧など放置しておきなさい」と宣告しても、数年は何も発生しないでしょう。しかし、ジワジワと左室肥大の影響が出てきて、「これはしまった」と思っても遅いのです。高血圧放置のススメは犯罪です。

ちなみに一定レベルの左室肥大は、薬剤によって血圧を上手にコントロールすると、改善することもよく経験します。高血圧に伴う左室肥大を指摘されたら、きちんと血圧をコントロールすることです。

ケース23

放置していた高血圧の背後に睡眠時無呼吸が存在し、それを治療することで血圧が正常化した50代男性

【受診までの経緯】

健診は30代から受けていますが、当初から拡張期血圧が１００㎜Hg前後あったようです。50代後半になってからは収縮期血圧も上昇し58歳時の健診では１６０／１０４㎜Hgにまで上昇していました。年に数回、フラフラすることもあったようです。これまで病院で相談したことはなく、そろそろ治療が必要ではないかと考えて当院を受診しました。

【その後の治療】

受診時の外来血圧は１５４／92㎜Hgで、体重72・７㎏、ＢＭＩ27・４でした。診察では腹部脂肪が多い以外には異常がありませんでした。しかし心電図には左室負荷所見が

生じており、ときどきフラフラする感じも訴えていたため、降圧剤を先行させました。管理栄養士との食事調整も開始しました。体重は最高3kgほど減少しましたが、食事の調整はうまくいかず、リバウンドもあり、治療開始1年少々で体重は75・8kgになってしまいました。家庭血圧は110〜130㎜Hgくらいにきれいにコントロールできていたのですが……。

外来診察中に同伴していた妻が「最近、いびきが大きいようだけど…」とポツリと言いました。詳しく聞いてみると入眠後2時間くらいで、尿意とは無関係に目が覚めるといいます。朝の起床までに尿意はないのに数回は目が覚め、しばらくすると寝入ることができ、昼には30〜40分の昼寝をしているとのことでした。これは典型的な睡眠時無呼吸の症状でした。夜間の呼吸状態を評価する簡易検査を行ったところ、無呼吸、低呼吸の頻度が1時間に63回もある、重症の睡眠時無呼吸が存在しているとわかりました。専門病院に紹介したところ、就寝時に人工呼吸器を使用する在宅持続陽圧呼吸療法が開始されました。この治療を開始すると血圧はたちどころに下がり、1か月弱で降圧剤は中止できました。

その後４年ほど経過を見ていますが、家庭血圧は四季を通じて１１０～１２０㎜Hg程度に維持できています。

【解説】

初診時の診察で少し体重の多い男性とは思いましたが、積極的に睡眠時無呼吸の存在を疑うことはありませんでした。この疾患の可能性に気付いて在宅持続陽圧呼吸療法を開始し家庭血圧が劇的に下がったことから、若い頃から一定の睡眠時無呼吸は存在していたのだと思います。かかりつけ医としてもう少し早くこの疾患に気付くことができれば、無用の投薬をすることもなかったのに…と反省しました。

また、初診時に見られた心電図の左室負荷所見もこの呼吸療法で完全に正常化しています。この男性のように、在宅持続陽圧呼吸療法で降圧剤を完全に中止できた人は他にはいませんが、この治療で血圧が下がり、降圧剤を減量できた人は何人かいます。高血圧の背後に、この睡眠時無呼吸が隠れているかもしれないと疑う必要があります。

ケース24

30年にわたる高血圧診療の実際

【診療の経緯】

80代後半の女性です。60代初めの頃から、私が急性期病院で高血圧を伴う虚血性心疾患の治療をしていました。この女性はカテーテルで冠状動脈を広げる治療を受けていましたが、血圧のコントロールは良好でした。途中、弱い大動脈弁狭窄症の心雑音が出現するようになりましたが、心臓超音波検査で確認しても軽度の狭窄であり、それを念頭において高血圧の治療を続けました。

80代前半の時、定期の胸部レントゲン写真で右肺に小さな結節を認めたため、急性期病院に紹介したところ、右肺がんの診断で手術を受けています（早期腺がん）。幸い術後の経過は良好でお元気に元の生活に戻りました。

しかし、以前から存在していた大動脈弁狭窄が次第に強くなり、簡単な日常の作業でも胸苦しさを自覚するようになりました。80代後半になっていましたが大動脈弁を人工弁に変える手術を勧め、手術は無事終了。87歳の現在もお元気で当院に通院しています。

【解説】

初診から30年近く私が拝見している女性です。当初は高血圧プラス虚血性心疾患でした。血圧のコントロールはできていましたが、経過中に大動脈弁狭窄を示す心雑音を伴うようになりました。定期的な心臓超音波検査で経過を見ていましたが、途中で右肺がんの手術が必要になりました。その後、80代後半に大動脈弁置換術を受け、元気に回復しています。

高血圧診療とはこういうものではないかと思います。長い間患者さんを診察していると、高血圧の治療中にいろいろと別の病気を伴うようになります。それを一つひとつクリアして、患者さんが元気に天寿を全うできるよう、医師は見守ります。高血圧は放置せぬよう伝え、患者さんの生涯にわたって全身の経過を見ていきます。高血圧放置のススメは犯罪です。高血圧の治療は刹那主義では成り立ちません。

ケース25

高血圧と診断されるも単に投薬を受けるだけの治療が続き、自助努力により体重を減らし血圧が低下しているにもかかわらず、降圧剤投与が続けられた50代半ばの女性

【受診までの経緯】

高血圧と診断され50代前半から降圧剤の投与を受けていました。かかりつけ医は降圧剤を1錠処方していましたが、家庭血圧は120〜130㎜Hg程度で推移し、1年を通して薬は同じ量だったといいます。あるとき薬を半分に減量しても大丈夫ではないかと思い、自己判断でそうしています。その結果、血圧はあまり変わらず、主治医にはその旨を伝えずそのままにしているとのことでした。降圧剤は本当に必要だろうかと問われて当院を受診しました。

【その後の治療】

降圧剤を服用していた3年の間に、一念発起してダイエットに励み、73kgあった体重を10kgほど減量していました。受診したときの外来血圧は１２４／74mmHgでした。診察をしても、一般的な検査をしても、高血圧に伴う合併症は見られませんでした。家庭では手首式血圧計を使用して計測していたため上腕式血圧計を勧め、看護師が血圧計測方法の要点を説明しました。当面、薬は続けるよう指示し、２週間後に家庭血圧を確認することにしました。２週間後の結果を見てみると、１１０mmHg台で推移しています。この人には高血圧に伴う合併症は何もなかったため、家庭血圧の降圧目標は１３５／85mmHg未満でした。この家庭血圧なら降圧剤は不要と説明し、降圧剤は中止するよう指示しました。

管理栄養士との食事相談では1日の推定塩分摂取量は8～9gで、減塩の意識はありました。しかし、外食時の塩分調整法や間食の取り方などに問題があり、それを説明しています。降圧剤の中止を指示したのは8月でしたので、冬季においても降圧剤を再開しなくてもよいように、食事と運動を基本にし、家庭血圧の計測結果を観察しながら経過を見ましょうと説明しました。

その後も継続して受診しましたが、降圧剤を中止しても家庭血圧は110～120㎜Hg程度で推移するため、通院は中止してよいと説明しました。今後は家庭血圧計測を継続し、四季を通じて降圧目標である135／85㎜Hg未満が維持されるよう観察し、それを超えてしまうようなら再度受診して下さいと伝え、当院での診療を終えました。


【解説】

この女性は高血圧と診断され降圧剤の内服が開始されましたが、自力でダイエットを行い10kg近い減量に成功しています。その事実に主治医が気付かず、また家庭血圧の計測も勧めなかったため、十分降圧できているにもかかわらず、降圧剤が漫然と継続されていました。医師と患者の関係がもっと風通しの良いものであれば、医師は途中で患者さんの変化に気付いたことでしょう。残念な経過でした。

降圧剤を出すだけの高血圧診療で、患者さんの体重や家庭血圧の確認をしないと、このようなことが発生してしまいます。当院でもごく稀に、年間を通して降圧剤が同じという方がいますが、ほとんどの方は冬場の降圧剤は多く、夏は少なくて済みます。四季の移り変わりによって血圧が変動するため、必要な降圧剤の量も変わります。年間を通じて処方される降圧剤の内容と量が変わらない方は、家庭血圧を計測して観察してみて下さい。

ケース26

高血圧と診断されながらも、努力して体重を落とし、降圧剤を減量できた30代女性

【受診までの経緯】

30歳のときに高血圧を指摘され、近くの医院で降圧剤が開始されました。長年、都会に住んでいましたが、家庭の事情で徳島に転居され、30代後半に当院を受診しました。

【その後の治療】

身長は159・6㎝、体重は121・2㎏もありました。使用している薬は、降圧剤が3種類で高尿酸血症の薬が一つの合計四つでした。若い女性にしては薬が多く、また体重も非常に多い状態でした。写真⑦のようなInBodyで体脂肪を計測すると54・2％もありましたが、全身の筋肉量は十分ありました。家族歴には父親が脳梗塞、母親

には心筋梗塞があり、きちんとした治療が必要でした。ただ、このまま薬を使い続けるのはもったいないため、管理栄養士との面談を診察のたびに行い、減量を主体にして治療を行うことにしました。

管理栄養士が指摘した食事上の問題点を着実にコントロールし、１年半で体重は42kg減少し、79kgになりました。経過中に採血検査も行い、高かった尿酸値も正常化したため、尿酸の薬は中止しました。また家庭血圧を確認すると、１２０㎜Hgを下回ることが多くなり、少しずつ降圧剤を減量しました。現在は1錠のみ使用して家庭血圧は１２０㎜Hg台で推移しています。もう一息で降圧剤はすべて中止できそうです。今後は彼女が目標とする体重60kgを目指して、管理栄養士との話し合いを続ける予定です。

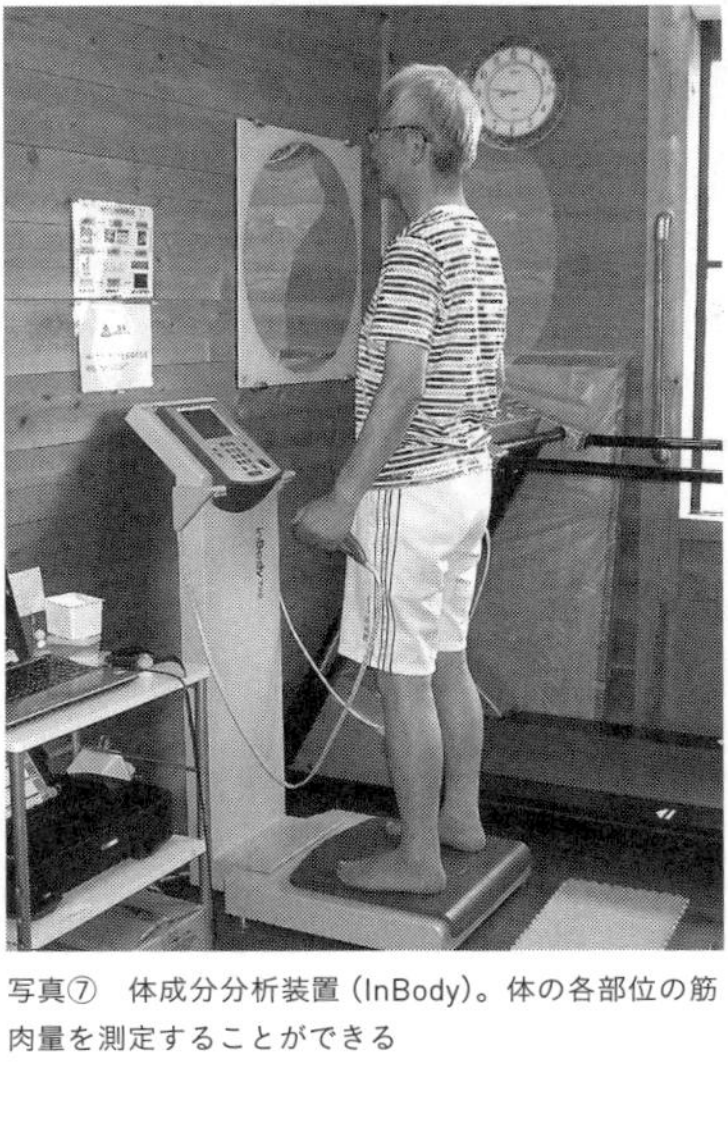

写真⑦　体成分分析装置（InBody）。体の各部位の筋肉量を測定することができる

【解説】

当院での高血圧診療で、生活習慣の調整が非常に上手くいった、まさに白眉の女性でした。食事と運動で体重を5～10kgほど減量できる方はよく経験しますが、これほどの体重調整ができた方は初めてでした。極端なダイエットにならぬよう、塩分の上手な取り方をはじめとして、バランスを考えた食事調整を勧め、管理栄養士との二人三脚が続きました。

しかし、こういった管理栄養士との食事調整が、ほとんど行われていないのが日本の高血圧診療の実態です。食事の調整ですべてが解決できるわけではないのですが、この女性のように非常に有効な手段となることがあり、高血圧の治療として第一に行うべきことなのです。そして、こういった食事の調整を医師が片手間でできるわけがありません。食事の専門知識を十二分に持った管理栄養士が担当すべきです。平成28年度の診療報酬改定で、管理栄養士の食事指導に対する保険上の評価が改善されました。初回の指導料は2600円、2回目以降は2000円です。それ以前は1人の食事指導をしても1300円にしかならず、開業医が管理栄養士を雇用しても、人件費が膨らむばかりでした。このため、開業医院では患者さんの食事調整がなおざりにされていました。塩分の摂取を１日に６g未満にするようにと医師が伝えたところで、全く実際的ではなく、患者さんにとって適切な指導ではありません。食事の専門家である管理栄養士が高血圧診療の前面に出て、患者さんの食事調整をしなければなりません。

なお、当院の管理栄養士が行っている食事調整の具体的な方法は、前著『坂東ハートクリニックの高血圧教室』（ワニ・プラス）に詳しく記載しています。興味のある方はご覧下さい。

ケース27

高血圧治療ガイドラインに沿って血圧を下げると、体調が悪くなる高齢女性

【受診までの経緯】

70歳頃から高血圧を指摘され、服薬を開始しています。しかし血圧の変動が強く、頭痛も伴うため、79歳の時に当院に紹介されてきました。その時の薬の内容を確認すると、4種類の降圧剤がそれぞれの最大量近く処方されていました。

【その後の治療】

外来受診時の血圧は184／90㎜Hgでした。自宅で200㎜Hgを超えると頭痛があるため、頓服の降圧剤を使用するという状態でした。頸椎症の手術を受けて手足のしびれもあり、運動を積極的にできる状態ではありませんでした。

管理栄養士との面談を繰り返し、降圧剤の構成を変更して3か月ほどで家庭血圧を下げることはできたのですが、140~150㎜Hg程度に下げると気分が悪いと訴えます。頭痛もなく本人が快適という160㎜Hg前後でのコントロールを続けました。90歳近くになり、当院への通院は困難になったため、自宅近くの医院に紹介しましたが、脳梗塞や心筋梗塞も発症せず、また腎機能も維持できており、91歳の現在もお元気です。

【解説】

高血圧治療ガイドラインでは後期高齢者の降圧目標は145/85㎜Hg未満、できれば135/85㎜Hg未満にとされています。医療者側がガイドラインを基準にしてこの目標に合わせようとしても、患者さんが良い反応を示さないことはあります。この女性に対しても急激に血圧を下げるのではなく、3か月ほどかけてゆっくり降圧を図りましたが、140~150㎜Hg程度に下げると気分が悪いと訴えました。

治療はいつも患者さんの反応を見ながら行わなければなりません。医療者側が良かれと思って行っても、期待した反応が得られないことはありえます。ガイドラインはあくまでも治療における指標であり、金科玉条ではないということが、この女性の治療を続けていてよくわかりました。だからといってガイドラインを無視して、高い血圧を放置しておいてよいというわけではありません。ガイドラインを指標にしながら治療を続け、患者さんの反応を確認しながら、その全体像を見ていくということが必要なのです。

高血圧の放置が緊急手術を招く

私は以前、小松島赤十字病院（現在の徳島赤十字病院）で心臓血管外科に従事していました。24年間の心臓血管外科医の生活を終え、平成15年に同院を退職して開業しました。

今回、同院の福村好晃心臓血管外科部長に依頼し、平成18年から約10年間、同科で手術を受けた心臓血管疾患の患者さんに、高血圧がどの程度合併していたかを調査してもらいました。その結果が表2です。ご覧下さい。これらの患者さんには、高血圧が約80％という高い確率で存在していたことがわかりました。高血圧を放置してよいわけがありません。またスタンフォードA型急性大動脈解離の手術は全例が緊急手術です。この病気の患者さんが搬送されてくると、救命するには時間との勝負になります。この病気の死亡率は概算で、手術をしなければ発症後１時間経過するたびに１％ずつ増えるといわれています。発症後24時間で約25％、４人に１人、２日過ぎると約50％、２人に１人が亡くなります。非常に重篤な疾患です。

この病気の人の手術を優先するため、心臓外科スタッフの少ない施設ではまだ開始していないその日の予定手術を遅らせたり、日を変えたりして対応します。手術日を変更された患者さんやご家族には迷惑この上ないことですが、事情を説明して了解を得るようにします。急性期病院ではこの病気の人を救

表2

手術の対象疾患	手術件数	術前高血圧患者数	高血圧合併率（%）
大動脈弁狭窄症	594	447	75.3
弓部大動脈瘤	187	163	87.2
スタンフォードA型急性大動脈解離	151	121	80.1
腹部大動脈瘤	584	467	80.0
閉塞性動脈硬化症	66	56	84.8

（徳島赤十字病院　心臓血管外科　平成18年5月から約10年間の成績）

命するため、最優先で対応します。また、時間外にこの病気の人が搬送されたときには、時間を問わず関連するスタッフは招集され、緊急手術にあたります。私も家族と一緒にレストランで食事をしているときに呼び出され、食事の途中で家族共々レストランを後にしたこともたびたびありました。緊急手術の裏側には一般の方々には知られていない、こんな事情があります。

心臓血管外科医生活を終え、開業してからは夜中に呼び出されることは皆無であり、体力的に非常に楽になりました。開業して改めて、救急診療を担当してくれる急性期病院のありがたさがよくわかりました。

緊急手術に至らぬよう、高血圧はきちんとコントロールしなければなりません。高血圧放置のススメは犯罪です。「自覚症状がなければ病院に行く必要はない」などという発言も犯罪以外の何ものでもないと断言します。

コラム①

心臓血管外科医から見た高血圧

徳島赤十字病院心臓血管外科部長　福村　好晃

当院心臓血管外科医の日常の仕事は、主として大人の心臓血管疾患に対する手術治療です。狭心症・心筋梗塞などの虚血性心疾患に対する冠動脈バイパス手術、心臓弁膜症に対する弁形成もしくは人工弁置換術、大動脈瘤や大動脈解離に対する人工血管置換術・ステントグラフト移植術、下肢閉塞性動脈硬化症に対する血行再建手術などです。その多くは動脈硬化が原因であり、血管や弁の障害によって、病気が出来上がってしまいます。

動脈硬化の原因となるのが、高血圧・糖尿病・脂質異常症・喫煙・ストレス・加齢などですが、要素が複数重なるほど動脈硬化が進行すると言われています。123ページに我々が過去10年間に手術治療した患者さんの手術件数を挙げ、それぞれの高血圧合併率を示しました。ほぼ80％の方に高血圧が合併しています。糖尿病も動脈硬化の原因の代表的な疾患ですが、大動脈弁狭窄症の患者さんに占める糖尿病の割合は25・2％、弓部大動脈瘤の患者さんに占める割合は16・1％でした。心臓血管手術の患者さんの80％に高血圧が合併しているということがいかに高率であるか、おわかりいただけると思います。ひるがえって考えてみますと、高血圧を適切に治療していただくことで、少しでも病気になる確率を減らすことが、もしくは進行を遅らせることが可能となるはずです。

日常の外来診療でよく感じるのは、高血圧と診断され治療を勧められることを嫌がる人がいかに多いかということです。「血圧が上がってきているようなので、そろそろ降圧薬を飲みませんか?」とお勧めしても、「血圧の薬は飲み始めたら一生飲まなければいけないのでしょう? それは嫌だから少し待って下さい」と言われるのは毎度のことです。

家庭血圧を記帳し来院していただくこともよくありますが、自分が納得できる血圧の数値が出るまで何度でも血圧を測られる方、一日のなかでもっとも血圧が低いであろう風呂上がりにのみ血圧を測っておられる方、年齢や病状にもよりますが、１１０から１２０という収縮期血圧が低すぎると勘違いされている方、降圧薬は血圧が高い時だけ飲むべきだと考えられておられる方などさまざまです。ほかにも多くの薬を服用しているにもかかわらず、降圧薬だけを目の敵にするのはなぜでしょう？

癌や心筋梗塞・脳梗塞は生命に直結する病だと、ほとんどの人が認識されていると思いますが、高血圧や糖尿病で死ぬことはないと考えておられる方はたくさんいらっしゃいます。しかし高血圧や糖尿病は真綿で首を絞めるように、じわりじわりと身体を傷つけ病気が進行していくぶん、逆に恐ろしい病気だと考えていただいたほうがよいと思います。将来、心臓血管手術などという痛い思いをする確率を、少しでも減らしていただくようお勧めします。

正しく診断された高血圧には綿密な診療が必要なのです
～第1章のまとめとして～

「高血圧を指摘されたけれど、自覚症状がないので放置しておいた」
「高血圧は気になったけれど、どうしてよいのかわからなかった」

こういった状態で高血圧を放置してしまい、いろいろな高血圧合併症を発症させてしまった方々を紹介しました。

高血圧は全身を見なければならない病気なのです。血圧の数値を見て一喜一憂している場合ではありません。血圧の数値は大切ですが、そのことによって身体の各臓器がどのような状態になっているのかを、医師が確認しなければなりません。薬をもらってくるだけで高血圧に対応してはならないのです。ましてや、血圧の値を無視して、「高血圧放置のススメ」に賛同してはならず、「自覚症状がなければ病人ではなく、病院を受診する必要はない」などという暴論を真に受けてはなりません。

なお、高血圧を指摘された人がすべて今回記載したような合併症を発症するわけではありません。放置されていた高血圧の期間や血圧の高さ、また糖尿病や喫煙、脂質異常症などの合併の有無、さらには家族歴などにより異なります。今回、例に挙げた人たちに共通することがあるといえば、高いままの血圧を放置した年月が長かったということです。

誰にどのような合併症がいつ発生するか、現在の医学では明確に指摘することはできません。また昨日までどうもなかったのに、今日突然、合併症が発生するということもあります。高血圧は一生涯付き合わなければならない病気です。そのために、かかりつけ医の診察によって定期的に全身の評価を受け、経過を見ていく必要があります。その際に、超音波検査、ＣＴ、ＭＲＩを頻繁にとるのは適切な方策ではありません。医師による問診、視診、聴診、触診といった基本的な診察や心電図、胸部レントゲン写真、採血検査や検尿検査で見極めのつく病態がたくさんあります。そういった基本的な診察で不確かなときに、超音波検査、ＣＴ、ＭＲＩなどを行えばよいのです。基本的な診察を受けずに、高度な画像検査を行えば、日本の医療費はパンクしてしまいます。病状をきちんと説明してくれて、基本的な診察をする医師にかかりつけ医を依頼して、高血圧診療を続けられたらと思います。

何度も書きますが、高血圧は放置してはならないのです。正しく診断された高血圧であるなら、終生その状態を評価していく必要があります。

平成28年夏に積水ハウスの次のようなコマーシャルメッセージが流れました。

「恋は、いつか、愛になる。愛は、いつか、家になる。家は、長い物語になる」

素晴らしいコピーでしたが、私は失礼ながら高血圧を連想してしまいました。

「高血圧は、いつか、脳卒中になる」

「高血圧は、いつか、心筋梗塞になる」

「高血圧は、いつか、血液透析になる」

「高血圧は、長い闘病生活になる」

高血圧は長い年月をかけて、あなたの人生を奪う合併症をもたらす危険性があります。

それを避けるために、正しく診断された高血圧には綿密な診療が必要です。

高血圧放置のススメは犯罪です。

第2章

では、血圧が高いと指摘されたらどうするか？

前章では放置された高血圧によるさまざまな合併症を見ていただきました。あのような合併症を発生させないためにどうすればよいのか、この後、第2章で説明していきます。ポイントはたくさんありますが、どれも難しいことではありません。基本を理解して毎日の生活で実行すればよいのです。細かいことと思われるかもしれませんが、その理由を理解して習慣づけると、我々は自然にそれに従うようになります。行動を持続させるには、クセにすることがコツです。

これは車を運転することとよく似ています。自動車教習所では交通ルールの細かいことを教わります。しかし、すべてを頭で覚えていなくても、ポイントを押さえてクセにしてしまえば、安全に車を運転することができます。

家庭血圧の計測もこれと同様です。血圧計測にはいろいろな注意事項はありますが、血圧を正確に測るポイントを掴んでそれを習慣として実践していけば、正しく測ることができます。面倒がらずに試してみて下さい。大事な項目ごとに説明を加えていきます。要は習慣づけることです。

自分の血圧が正しく測られていたかどうか、確認しよう
～病医院や健診などでの血圧測定は、正しく行われていないことがあります

　高血圧を心配して当院を受診される方の中には、「健診で高血圧を指摘された」という方がたくさんいます。そんなとき、「健診では血圧をどのように測っていましたか？」と尋ねると、「設置されている自動血圧計で計測しました」という返事が多いのに驚きます。まさかと思うかもしれませんが「設置されている自動血圧計（いわゆる挿入式血圧計）」での血圧計測は、正しくないことがよくあるのです。血圧計測に関しての正しい知識がなければ、「設置されている自動血圧計」では正確に血圧計測ができません。

『高血圧治療ガイドライン２０１４』（以後ガイドラインと略す）にも次のような注意事項が記載されています。

「自動巻き付け式血圧計（挿入式血圧計のことです）を待合室などで使用し、得られた血圧値を診察室血圧として用いる場合もしばしば認められる。特にこの自動巻き付け式血圧計で患者が自己測定する場合、カフ（空気で膨らんで上腕を圧迫してくる部分）が

肘関節にかからないこと、カフの位置と心臓の位置が一致することなど、十分な指導と管理のもとで測定されなければならない」（ガイドライン16ページ）

いかがでしょうか？　少し難しい用語があるので注意事項の後半部分をやさしく言い換えてみます。

「挿入式血圧計で血圧を測る場合は、血圧計に挿入した肘の部分が血圧計のカフにかかってしまってはダメなのです。なぜなら、肘の骨に邪魔されるため腕の動脈を圧迫して血圧を計測するのに必要以上の高い圧力が必要となり、結局高い血圧測定値になってしまいます。また、カフは心臓と同じ高さにしなければなりませんが、それがきちんとできていなければ正確な計測になりません」

健診での血圧計測が自動血圧計で行われる場合、看護師などが傍らにいて、血圧計の正しい使い方の説明がなされていたでしょうか？「腕を入れてスイッチを押せばそれで血圧は計測できる」といった簡単なものではないのです。血圧計そのものの精度が悪いわけでは決してありません。残念ながらその血圧計が正しく使用されていないことがほとんどなのです。

あるとき、私が見舞いのために訪れた病院の外来に、「自動巻き付け式血圧計」が設置されていました。外来診察が終了して患者さんは誰もいなかったため、チャンスとばかりに実験をしてみました。計測結果が下の写真⑧です。2分間隔で血圧を測定しましたが、最初は血圧計と椅子の高さは調整せず、設置されたままの状態で測りました。私は身長が178cmですので、かなり前屈みになって計測されることになりました。（名前1）がその結果です。143／84mmHgでした。その後、椅子と血圧計の高さを調整し、私が前屈みにならずゆったりと座り、血圧計の計測部位であるカフと私の心臓が同じ高さになるように、血圧計と椅子を正しく設定して2分後に計測しました。そうすると血圧は125／74mmHgになりました（名前2）。その状態でさらに2分後に計測を行いました。（名前3）が計測結果ですが、113／74mmHgでした。今度は当初設置されていたままの状態に椅子と血圧計を戻して、2分後に計測してみました。そうすると139／82mmHg

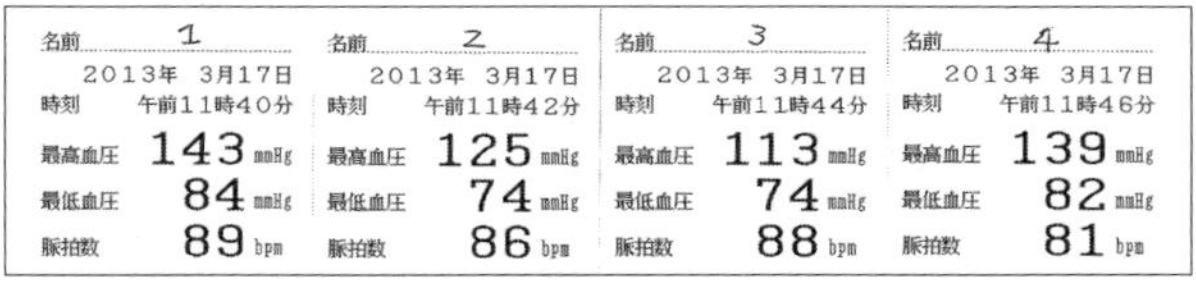

名前	1	2	3	4
	2013年　3月17日	2013年　3月17日	2013年　3月17日	2013年　3月17日
時刻	午前11時40分	午前11時42分	午前11時44分	午前11時46分
最高血圧	143 mmHg	125 mmHg	113 mmHg	139 mmHg
最低血圧	84 mmHg	74 mmHg	74 mmHg	82 mmHg
脈拍数	89 bpm	86 bpm	88 bpm	81 bpm

写真⑧　血圧測定時の姿勢による血圧の変化

に上昇していました（名前4）。

自動巻き付け式血圧計は正しく計測しないと20㎜Hg前後も血圧が高く計測されてしまうことがわかります。設置されたままの自動巻き付け式血圧計を使用する場合、肘の部分がカフにかからないようにすること、また前屈みにならないようにすること、計測する前に1～2分の安静を保つこと、血圧計のカフ部分と心臓とを同じ高さにすること、こういったことを守らなければ正確な計測にならないことがおわかりいただけると思います。「自動巻き付け式血圧計」をお持ちの方は、自宅で試してみるとよいでしょう。

それでは、病医院や健診施設で看護師をはじめとした医療従事者が血圧を測ってくれた場合はどうでしょうか？　きちんと手順を守っている施設も多いとは思いますが、中には約束事を守らず、正確に計測されていないことがあります。医療関係者が血圧を計測するときにも、守らなければならない項目がいくつかあります。ガイドラインには次のように記載されています（同16ページ）。

1．静かで適当な室温の環境

２．背もたれつきの椅子に脚を組まずに座って数分の安静後

３．会話をかわさない

４．測定前に喫煙、飲酒、カフェインの摂取を行わない

「はい、次の方。血圧を測定します。椅子に座って下さい。今から血圧を計測しますね。はい腕を出して下さい」。こう言われて血圧が測られていませんか？

座って１～２分の安静後に計測していますか？

背もたれのある椅子に座ってゆったりとして計測できていますか？

「今日の体調はどうですか？　お薬はきちんと飲んでいますか？」といった質問をされながら血圧計測していませんか？

計測してもらう腕を出した格好が前屈みになっていませんか？

ざわざわした場所で計測されていませんか？

病医院で医療従事者があなたの血圧を計測して、「血圧が高い」と判断しても、こういった条件が守られていないようなら、その値を信用することはできません。自宅できちんと血圧を計測してみることです。また病医院で血圧を測定して「血圧が高い」と判

定する際の条件としてガイドラインには次のように記載されています（同16ページ）。
1．安定した値を示した2回の平均値を血圧値とする
2．高血圧の診断は少なくとも2回以上の異なる機会における血圧値に基づいて行う
ここで言う、「安定した値」とは測定値の値がおよそ5㎜Hg未満のよく似た値をいいます。

「診察室血圧と家庭血圧の間に診断の差がある場合、家庭血圧による診断を優先する」とガイドラインには記載されています（同15ページ）。あなたの健康を守るために、あなたの血圧を家庭で正しく測る方法を詳しくご説明しましょう。

家庭血圧を正しく測ってみよう！

家庭血圧の計測方法を記載する前に、大事な前提を再確認しておきます。先ほども書きましたように、ガイドラインには「診察室血圧と家庭血圧との間に診断の差がある場合、家庭血圧による診断を優先する」とあります（同15ページ）。驚かれることと思い

ます。病医院で計測した血圧値よりも、家庭血圧で計測した血圧値のほうが信頼されているのです。

これは病医院の血圧計測が無人の挿入式血圧計で計測されることが増え、血圧計測の信頼性に欠けるきらいがあるということ以外に、診察室血圧だけでは白衣高血圧や仮面高血圧の評価ができないことにもよります。白衣高血圧とは、病医院で計測した血圧が高くても、家庭血圧では正常な血圧を示す人で、仮面高血圧とは、病医院での血圧が正常でも、家庭や職場の血圧計測では高い血圧を示す人のことを言います。こういった白衣高血圧や仮面高血圧は、家庭血圧、職場血圧を計測しなければ見逃してしまいます。

ガイドラインには次のような記載もあります。「家庭血圧は診察室血圧値よりも生命予後の優れた予知因子であると報告されており、家庭血圧値と心血管病発症および生命予後に関する臨床成績も集積している。こうした家庭血圧の優れた性格は家庭血圧の平均値の優れた再現性による」（同18ページ）

いかがでしょうか？　わかりやすく言えば「家庭血圧計測値のほうが、高血圧に伴うあなたの将来の病気を予測するのによい指標になりますよ。その証拠もたくさん見つかっています。家庭血圧計で計測した値の平均値は、計測条件が同じであれば、いつ測ってもほぼ同様の値になります。家庭血圧計測値はこのような再現性に優れているので、あなたの血圧を評価するのにふさわしいのです」ということになります。

さあ、これがわかればきちんと家庭血圧を計測して、自分の状態を正しく評価しましょう。ガイドラインには「家庭血圧測定の方法・条件・評価」という項目があります(同18ページ)。一般の人が間違いやすいことや、見逃している項目について重点的に説明していきましょう。

1. 装置

装置と言われても、血圧計以外に何があるの？　と思われるかもしれません。ガイドラインが勧めている装置として「上腕カフ・オシロメトリック法に基づく装置」と記載されています。少し難しい言葉が出てきましたが、心配はいりません。

医師や看護師が血圧を測るときは、聴診器を使用しています。彼らは血圧を測るのに動脈の拍動音を聴いています。しかし家庭血圧計には音を聴く装置はありません。音を聴く代わりに、カフを減圧する過程で動脈壁に生じる振動を利用して血圧を測定しています。この方法をオシロメトリック法といい、現在市販されている血圧計のほとんどはこの方法を採用しています。日本で普通に血圧計を購入すれば、オシロメトリック法の血圧計を選択することになります。

「上腕カフ」とあります。以前は手の指で血圧を計測する血圧計も市販されていましたが、あまりにも誤差が多いため、製造は中止されています。手首式の血圧計はその簡便さからよく売れているようですが、ガイドラインでは勧めていません。それは手首式の血圧計では、手首を曲げたときと反らしたときとで血圧値に大きな差が生じることがあるためです。手首式血圧計で血圧計測の対象となる動脈は、手首の親指側にある橈骨動脈《とうこつ》です。しかし、手首を屈曲するとこの橈骨動脈は手首の腱（橈側手根屈筋）の奥に沈み込むため、この動脈を圧迫して血圧を計測しようとすると、腱が邪魔になって強い圧力が必要になり、計測値が高くなってしまいます。

次ページの表３は当院の看護師５名と私とで手首式血圧計を使用し、手首を反らせたとき、まっすぐ伸ばしたとき、曲げたときとで、どの程度の差が生じるか計測してみた結果です。椅子に座り、手首式血圧計の高さは心臓の高さに合わせました。手首を反らせて3回、手首をまっすぐにして3回、手首を曲げて3回、それぞれ計測し、その平均値を出しています。看護師5はほとんど差がありませんが、それ以外の人は手首を曲げると血圧が高くなっています。特に看護師2、医師1では大きな差が生じていることがわかります。

またこの血圧計を使用して血圧を測るとき、手首式血圧計と心臓の高さを同じにしなければなりません。手首式血圧計が心臓と同じ高さになるとランプで知らせてくれる血圧計もありますが、そういった機能がなければ、一般の人にとっては手首式血圧計を正しい位置に保つことが難しく、計

表3

	手首を反らせる	手首をまっすぐ	手首を曲げる
看護師1	100.3 ± 66.0	112.3 ± 68.0	122.3 ± 76.7
看護師2	118.7 ± 68.3	129.3 ± 79.0	144.0 ± 78.7
看護師3	108.7 ± 63.0	113.0 ± 68.0	119.0 ± 76.7
看護師4	122.0 ± 73.7	123.7 ± 76.3	139.7 ± 80.7
看護師5	118.7 ± 70.3	117.0 ± 77.3	114.0 ± 73.7
医師1	126.3 ± 81.7	134.0 ± 86.3	164.7 ± 99.3

測の誤差が大きくなってしまいます。以上のような理由で患者さんには手首式血圧計は避けたほうがよいと説明しています。

しかし、私は例外的に手首式血圧計を勧めることもあります。それは脳梗塞などで身体の片側が不自由になっている人では、上腕式血圧計は使用しにくいことがあるからです。そんな場合には手首式の血圧計の弱点をきちんと説明し、正しく計測できる方法を説明して使用してもらっています。そういった特殊な状況がなければ、上腕式血圧計を選択するほうがよいのです。

2. 測定する際の環境

i　静かで適当な室温の環境

テレビでサスペンスドラマやお笑い番組が放映されているのを見ながら血圧を測っても、正しい値にはなりません。また夏の暑さや冬の寒さを我慢して血圧を計測しても、正しい値にはなりません。朝晩の血圧計測に際して、夏は比較的問題は少ないようですが、冬には注意が必要です。冬の朝、血圧を測ろうとして寝床から起きてきて、寒いままの寝室や居間で計測すると血圧は高くなってしまいます。それを避けるため、私は患者さんに次のような方法を勧めています。タイマーをかけて起床の1時間ぐらい前からエアコンがオンになるように設定しておく。または、起床してトイレに行き、そのときにエアコンのスイッチを入れる。一旦布団に戻り、部屋が暖かくなれば布団から出て血圧を測定する。こんな方法を伝えていますが、ある患者さんが次のように言いました。

「先生から聞いた冬の朝の血圧計測方法を夫に伝えたところ、翌日から夫は私よりも30分前に起きて、部屋のエアコンを入れてくれるようになりました」

こんな旦那様もおられます！

ii　原則として背もたれつきの椅子に脚を組まずに座って1〜2分の安静後

背もたれのある椅子に座って計測するようにと勧めるのは、そうでない椅子に座ると体幹筋肉の緊張により血圧が少し上昇するためです。また、1〜2分の安静の後に計測をと勧めています。これは椅子に座ってすぐに計測すると、それまでの動作によって血圧が影響を受けてしまうからです。本来の血圧とは異なってしまう可能性があります。

当院の患者さんから次のような不満を聞くことがありました。

「デイサービスに行って血圧を測ったら、血圧が高いといって入浴をさせてもらえないことがあります」

そんな訴えに、「血圧はいつ測っていますか？」と尋ねると、「バスで施設について部屋に入ったらすぐに測っています」との返事。それなら高くなって当然ですね。私は次のように伝えました。「バスを降りて血圧を測る場所に着いてから、最低１～２分は安静にしてから血圧を測ってもらうようにして下さい」。

後日その患者さんが来院されて、こんな喜びの一言を。

「先生ありがとう。入浴を禁止されることがほとんどなくなりました！」

iii　会話を交わさない環境

これも当然ですね。話をしていると血圧は少し高くなってしまいます。血圧を測っているときに家族からクレームなどを受けて話をしていると、血圧はさらに上がってしまいます。人との会話の影響は面と向かって会っているときだけではなく、電話の会話でもあります。電話の後に血圧を計測すると、その内容にもよるのでしょうが、高くなってしまうことが多いようです。

iv　測定前に喫煙、飲酒、カフェインの摂取は行わない

これらの成分はいずれも血圧に変化を与えて、正しい血圧計測にはなりません。喫煙は測定前に限らず、禁煙を勧めています。飲酒やカフェイン含有の飲み物は、血圧測定の前には避けなければなりません。

v　カフ位置を心臓の高さに維持できる環境

カフを心臓の高さよりも高くしてしまうと、計測される血圧値は低くなります。カフを心臓の高さよりも低くすると、血圧値は高い値が出てきます。

ある男性の患者さんで、次のような方がいました。診察の時に持参される家庭血圧の計測結果は非常にきれいな値だったのですが、診察室血圧は高いのです。「クリニックに来ると緊張感がありますか?」と尋ねても、そんなことはないと答えます。使用して

いる血圧計を尋ねると、挿入式血圧計でした。計測している環境を尋ねると、「朝夕計測するのに便利なように、血圧計は茶箪笥の上に置いてあります。その前に行って椅子に座り、腕を入れるだけですから、とても簡単です」。もうおわかりでしょう。座って腕を水平に出し、そのまま血圧計に挿入して計測していたのです。カフの位置が心臓よりかなり高くなるため、計測される血圧が低くなっていました。その計測方法は正しくないと説明し、看護師が血圧計測の正しい方法を説明しました。

ガイドラインが上腕式の血圧計を勧める理由の一つは、上腕式血圧計ではカフを心臓の高さと同じにするということが、簡単にできるからです。

上腕式血圧計を使用して計測するときのことを考えてみましょう。あなたが平均的な机またはテーブルと椅子を利用しているとします。そのとき、机やテーブルの上に血圧計を置き、椅子に座って腕にカフを巻きます。その腕を前に伸ばして机やテーブルの上に出したとします。そうするとカフの位置は心臓の位置とほぼ同じ高さになるため、カフの位置関係に迷うことはありません。気になるようならかかりつけ医院を受診したとき、計測する姿勢を主治医に確認してもらうとよいでしょう。

血圧測定するときのカフの高さに関して、冗談めかして次のように話すこともあります。「生命保険に加入する際の血圧計測で血圧が高いと言われるなら、腕を少し上げカフを心臓より高くして計測すると低い計測値になりますよ」

保険会社の人には叱られそうですが、患者さんの記憶には残るようです。

3．測定条件

ガイドラインには「必須条件」としていろいろと書いてありますが、必須と言われると難しいですね。こういう条件で計測して下さいということです。その項目は次の通りです。

朝　起床後1時間以内
　　排尿後
　　朝の服薬前
　　朝食前
　　座位1～2分安静後

晩（就寝前）
座位１～２分安静後

朝の注意事項が多いのですが、朝の血圧がどのようにコントロールされているのかは、主治医として気になります。それは脳卒中や虚血性心疾患の発生が午前中に多く、そのため、起床前後をはじめとした早朝血圧がきちんとコントロールできているかどうかが大切だからです。

ガイドラインでは朝の血圧計測は起床後１時間以内と記載していますが、起きて30分のジョギングをしてから、または家庭菜園の作業をしてから血圧を計測するというのは、運動や作業の影響が加わってしまうため、正しい血圧の評価にはなりません。「起床後、15分以内に計測を」などと記載すると慌ただしくなるため、「１時間以内」と余裕を持たせていると推測しています。朝の血圧測定は「特別な作業などをしないうちに計測をすればよい」と、考えておけばよいでしょう。

「排尿後」の血圧計測を勧めます。それは排尿前に計測すると、排尿を我慢することで血圧が高くなることがあるためです。

「朝の服薬前」という条件は、朝服用する薬の影響が加わらない状態で、朝の血圧がどの程度にコントロールされているかを確認したいためです。こうすることで目覚める前の血圧もある程度推測することもできます。特別な理由がない限りは朝の服薬前に血圧を計測します。

「朝食前の計測」を勧めるのは、食事による血圧値の変動があるからです。前日服用した降圧剤の効果を、朝食に影響されることなく純粋に観察したいのです。

「座位1~2分安静後」とされています。座位で血圧計測を、とだけ説明すると、年配の女性の中には正座して計測される方がいます。正座をすると下肢動脈からの反射波が強くなり、血圧が高くなってしまいます。座位とは正座ではなく、「椅子に座って」ということです。椅子の座面に正座して測る人がいましたが、ダメです。あぐらを組んで計測する人がいましたが、これもダメです。寒い部屋で掘り炬燵《こたつ》に座って計測しているという人もいましたが、その環境では下半身のみを温めるため、下半身の静脈拡張が生じて静脈血が末梢に残り、心臓に帰るのが遅くなります。上半身は寒いので、血管は締まります。こういった影響が血圧にどのように作用するかは、状況により異なると予想されたため、掘り炬燵での血圧計測は避けて下さいと伝えました。ちなみに私は寒い地域での生活体験がありません。寒冷地にお住まいの方は掘り炬燵での血圧計測に関して、かかりつけ医に相談して下さい。

晩の計測は（就寝前）とありますが、これも気をつけなければなりません。晩酌をする方は、アルコールの影響で血管が広がり、飲酒後の就寝前に血圧測定すると、本来の血圧値よりも低くなってしまいます。また就寝前の計測という条件を守ろうとして入浴後に計測すると、冬場のヒートショックは別にして、入浴による血管拡張により血圧は本来の値よりもかなり低くなります。入浴の影響は比較的長く続くため、注意が必要です。

外来で患者さんの家庭血圧計測結果を拝見すると、夜の血圧値が異常に低くなっているのを見つけることがあります。測定時間を尋ねてみると、血圧計測が晩酌後であったり、入浴後であったりします。そんな場合には「入浴前に計測してみて下さい」「晩酌前に計測してみて下さい」と伝えます。実際に入浴前後、晩酌前後で測ってみると、その差に驚く患者さんもいます。ガイドラインではこのような混乱を避けるために、追加条件として次のように記載されています。

「(医師の)指示により、夕食前、晩の服薬前、入浴前、飲酒前など。その他適宜」(同18ページ)

夜の血圧計測のタイミングは、服用している薬や病状も考える必要があるため、家庭血圧測定結果をかかりつけ医に見てもらい、自分がどのタイミングで血圧測定すべきか、相談して決めるのがもっとも適切だと思います。

4. 測定回数

以前のガイドラインでは家庭血圧の測定回数は1回以上(1~3回)と幅を持たせていました。しかし1回目の計測値よりは2回目の計測値が低いことが多く、どうすればよいのかと現場からの疑問が出されました。そういった声を受け、2014年のガイドラインでは「血圧を計測するときは原則2回測定し、その平均をとるように」と変更しています。しかし、2回計測して平均を出すなどというのは面倒くさいという人もいて、それなら「血圧を計測するのが1回だけの場合は、その値を血圧値とする」と決められています。自分で納得するほうを選択されたらよいでしょう。

5. 評価の対象

朝の測定値５日以上の平均値、

晩の測定値５日以上の平均値を評価の対象とします。

6. 評価

このようにして計測した家庭血圧結果をどのように判断するかですが、朝夕それぞれの平均値が１３５／85㎜Hg以上であれば高血圧と判断されます。ただ、この数値だけを絶対視しないことです。あなたの身体には血圧の数値だけではわからない、いろいろなことが生じている可能性があります。それをきちんと評価するのは医師です。血圧の数値だけで自分の病状を判断するのではなく、その血圧値をもとに医師の診察を受け、自分の全身の状態を詳しく評価してもらうことが絶対に必要です。ゆめゆめ、血圧の数値だけで判断しないで下さい。医師の診察が必要です。

なお、家庭血圧の計測方法に関しては、前著『血圧は下げられる、降圧剤は止められる』（ワニブックス【PLUS】新書）にも、写真を交えて記載しています。興味のある方はご覧下さい。

正しく測った家庭血圧計測結果を降圧目標と見較べる

あなたの血圧を高血圧治療ガイドラインが示す降圧目標と、見較べてみましょう

高血圧に伴う多くの合併症を避けるために治療対象となるのは、診察室血圧で140／90㎜Hg以上（家庭血圧では135／80㎜Hg以上）です。そして1回の血圧測定でこの基準を超えても、高血圧と診断されるのではないということは、前の項目でお伝えしました。ただし、頭痛を伴うような高い血圧を示す場合や、左室肥大や大動脈弁狭窄などの循環器系臓器障害を伴う高い血圧を示す場合には、1回の血圧測定で血圧が高いだけでも、高血圧と診断して直ちに内服治療を開始します。

　さて、あなたは健診などで血圧が高いと指摘され、家庭血圧を正しい方法で測ってみました。結果が揃いましたが、さて、次にどうするかということになります。

　下の表４を見て、あなたが年齢別のどの項目に該当するかはわかります。しかし、糖尿病、慢性腎臓病（ＣＫＤ）、脳血管障害、冠状動脈疾患があるのかどうか、また血縁関係のある家族に脳卒中や心臓病、大血管の病気があるかどうかといった詳細な検討ができていません。あなたの将来を単に血圧の数値だけで判断するのではなく、あなたという１人の人間に、高血圧の合併症を発生させやすくするどのような事柄が

表4　『高血圧治療ガイドライン(2014)』に示される年齢別、各種疾患別の降圧目標

	診察室血圧	家庭血圧
若年、中年、前期高齢者患者	140/90mmHg未満	135/85mmHg未満
後期高齢者患者	150/90mmHg未満 忍容性があれば 140/90mmHg未満	145/85mmHg未満（目安） 忍容性があれば 135/85mmHg未満
糖尿病患者	130/80mmHg未満	125/75mmHg未満
CKD患者 （尿蛋白陽性）	130/80mmHg未満	125/75mmHg未満（目安）
脳血管障害患者 冠動脈疾患患者	140/90mmHg未満	135/85mmHg未満（目安）

重なっているのかどうかを、医師に診察してもらう必要があります。それによって、今後の対応が決まります。

家庭血圧計測結果を持って医師の診察を受けよう

「私は高血圧治療ガイドラインに示されている方法で家庭血圧を計測しました。この結果はどう判断すべきでしょうか？」と医師に伝え、診察を受けましょう。もしこのような申し出に嫌な顔をするような医師なら、その後の二人三脚的な診療は期待できないかもしれません。

さて、正しく計測した家庭血圧で高血圧と診断されるのは135／85mmHg以上です。そして、若者から前期高齢者まで、つまり74歳までの家庭血圧による降圧目標は135／85mmHg未満で、後期高齢者では145／85mmHg未満です。もしあなたの家庭血圧がこの降圧目標を超えているなら治療の対象になります。ただし、あなたに糖尿病や慢性腎臓病が存在しているなら、降圧目標はさらに低くなり、125／75mmHg未満となります。

もっとも、医師はこの数値だけを見て判断するのではなく、あなたの全身を診察し、過去の病気や家族の病気などを総合的に判断し、治療すべきかどうかや、治療方法を提案することでしょう。

その際、高血圧に伴う臓器障害、例えば左心室の肥大が強かったり、腎臓の機能が低下していることが明らかであったり、また、血圧上昇に伴う頭痛などがあるなら、生活調整の効果を待つのではなく、降圧剤を先行させます。そういった危険性がない場合には、いきなり降圧剤を使用することは通常ありません。３か月程度の生活習慣調整を行い、血圧の推移を観察します。

生活習慣の調整方法は医療機関によって異なるのが現状です。残念ながらこの生活調整を全く行わない施設もあり、このことは日本の医療制度のなかで大きな問題だと思います。当院では管理栄養士による食事の調整を開始します。また、健康運動指導士の資格を持つ看護師が主になって、有酸素運動を主体とした運動を勧め、その効果を見極めています。

そういった生活調整が進むなかで、医師である私がどのようなことをしているかを記します。

まず、喫煙しているなら禁煙を勧めます。喫煙者では肺の機能検査をして、肺がどのような状態になっているのかを調べます。喫煙の害はどんなに言い訳をしようとも明白であり、健康を守るためには禁煙を強く勧めています。

健診の採血検査結果がなければ、血液検査で身体の全般的な状態を評価します。特に脂質関連の値は重要で、コレステロールの値を調べ、肥満やメタボリックシンドロームの有無を確認します。

血縁関係のあるご家族に50歳未満で心血管病を発症した人がいるかどうかも、患者さんの今後を推測する上で重要であり、尋ねます。遺伝的な傾向を知りたいのです。

糖尿病の有無も確認します。高血圧に糖尿病が合併すると、さらに危険性が増してしまいます。

また脳梗塞や脳出血などの脳血管障害になったことがあるかどうかも、高血圧の今後を見極める上で非常に大切であり、確認します。

また血圧の上昇によって左心室の壁が厚くなっていないかどうか、心臓の出口の大動脈弁に動脈硬化が生じて大動脈弁膜症を発症させていないかどうかも確認します。

また、走ったり、荷物を持ったりしたときに胸が痛くなったり、圧迫されたりする症状が生じないかどうかも尋ねます。これは虚血性心疾患のあるなしを確認しています。これまでに心不全が顔を出したことがあるか、それなりの尋ね方をするとわかります。

高血圧によって腎臓の機能が障害されていないかどうかも重要な評価項目であり、採血検査で腎機能低下の有無も調査します。

状況によっては首の動脈の動脈硬化の程度も調べます。首の動脈にコレステロールの塊ができていたりすると、脳梗塞に至る危険性があるからです。

胸部レントゲン写真を撮影したり、患者さんを診察したりすることで、動脈瘤や大動脈解離の有無が推測できます。

また足の動脈が詰まってしまう閉塞性動脈硬化症があるかどうかも確認します。

これらのことを総合してその患者さんの状態を評価し、治療が必要かどうか、治療が必要ならどのような方法が適切かを決めています。このように書くと、広範囲の検査をしているように思うかもしれません。しかし、医師が患者さんを観察し、話を聞き、聴診器を使用したり、手でいろいろな部位を確認したりすることをもとにすれば、判断できるのです。

何もなければ幸いですが、将来の高血圧に伴う合併症を避けるために、危険因子が見いだされた場合にはその調整を開始していきます。

高血圧と診断されたら生活調整から始める

食事の調整

血圧が高く高血圧であると診断されたときに、最初に行うべきことは食事の調整、特に塩の取り方の調整です。日本人の高血圧患者には塩分感受性の高い人が多いといわれており、その比率は高血圧患者の30～50％程度という報告があります。ガイドラインでは一日の塩分摂取量を6ｇ未満にと勧められていますが、左ページの写真⑨に示す塩の摂取実際量を患者さんに見せ、「日本人の平均塩分摂取量は右側のように10ｇを超えており、それを左側のような6g未満に」と説明しても、「私は絶対こんなに塩を使っていません！」という方がほとんどです。「それでは…」と管理栄養士と話し合ってもらうように誘導すると「見えない塩に気付いていませんでした…」という方が圧倒的に多いのです。

テーブルの上の食卓塩をパラパラと料理に振りかけて食べる習慣はなくても、食品の中に含まれる塩分に気付かなければ、減塩にはたどり着きません。朝のパン食を米飯に変更するだけで減塩になります。6枚切り食パン1枚には普通、0・8gの塩が含まれています。ウィンナーソーセージ1本には0・5gの塩分が入っています。食パン2枚とウィンナーソーセージ5本を朝食にとると、それだけで4gを超える塩分摂取になってしまいます。食パンやソーセージには見た目に塩がついてるようには見えないため、それらに塩が含まれていることになかなか気付きません。

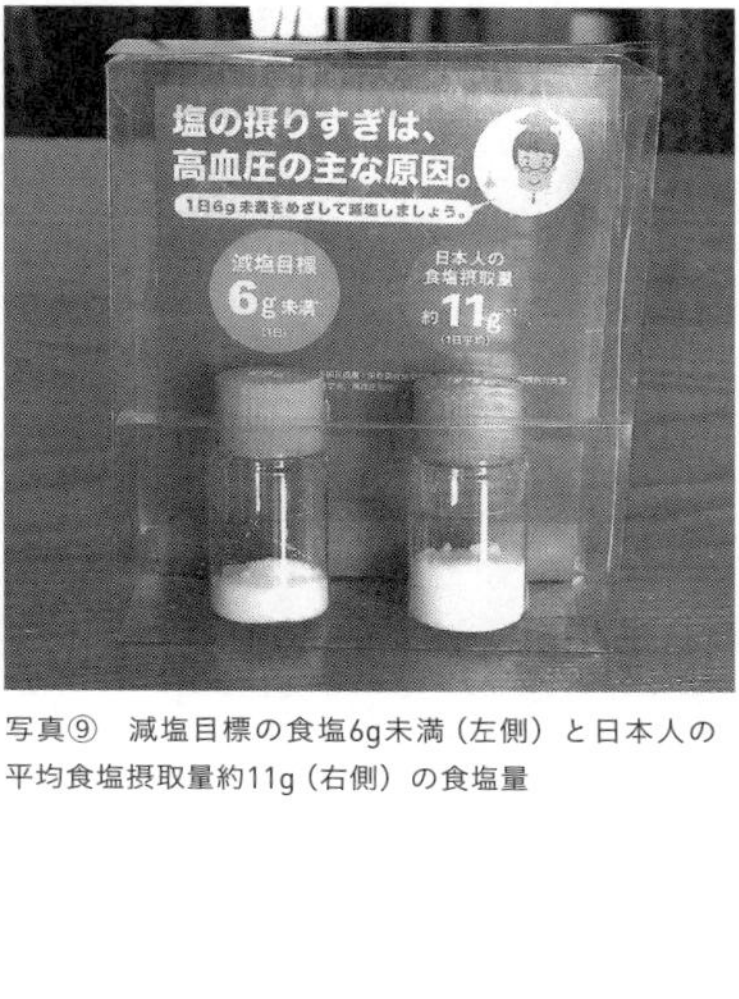

写真⑨　減塩目標の食塩6g未満（左側）と日本人の平均食塩摂取量約11g（右側）の食塩量

日常生活にはこのように目に見えない塩がいろいろなところに入り込んでいます。それを見極めて食生活を調整する必要がありますが、こういった食事の調整は食事に関する知識の乏しい医師にはとても無理です。食事の専門家である管理栄養士が診療に加わらなければなりません。

また、管理栄養士と一度だけ食事の話し合いをしても、それだけでは十分な知識を身につけることはできないため、当院では継続的に食事調整を行っています。高血圧で来院された方の場合には、食事に関しての問題がなくなるまで続けます。塩分調整が一定のレベルに達していても「油断してしまうので継続して話を聞きたい」と言う患者さんもいます。また、塩分制限が上手にできている患者さんでも、管理栄養士との面談にしばらく期間を空けると、また別の習慣がついていたり、大事なポイントを忘れてしまったりすることもあるため、少なくとも1年に1回は管理栄養士と話し合ってもらうようにしています。

繰り返しの食事調整が必要だと思うのは、次のようなことがあるからです。思わず笑ってしまいます。「朝のパンには塩分が含まれているので、米飯に変えたほうがよい」

と管理栄養士に勧められた女性が、次回受診した時に次のように答えました。「食パンからクロワッサンに変更しました」。悪気があるわけではないのですが、「食パンがダメなら米飯にしなくても、クロワッサンにすればよいだろう」と、自分に都合よく解釈してしまったのです。管理栄養士のアドバイスを正確に受け止めてもらっているかどうかの確認が必要です。ちなみに、クロワッサンにも当然、塩分は含まれています。

「果物による摂取カロリーが多すぎる」と指摘された女性がいました。その方は1日にスイカを半玉も食べます。「それは多すぎるので止めるように」と伝えられると、次回来院したときには「スイカからメロン半分にしました」とのこと。それでもカロリーは多めです。それぞれ悪気はないのですが、しっかりした食事の知識を身につけてもらうためには、継続した食事の話し合いが必要なのです。

また、高血圧の食事調整に際しては、塩分だけではなく、過剰なカロリー摂取の調整も伝えます。摂取カロリーを少なくすると体重、つまり腹部の内臓脂肪が減りますね。そうすると、その脂肪細胞から分泌されるアディポネクチンというタンパク質が増えるのですが、この物質は血管を広げる作用があるため血圧が下がります。体重を減らすと血圧が下がる一つの仕組みが、このアディポネクチンの分泌増加なのです。そして、食品には多少なりとも塩分を含んでいることが多く、食事量を抑えることによっても塩分摂取量も減少し、血圧を下げる効果が現れます。

なかには途中で音を上げる人もいるのですが、食事の調整を繰り返すことで効果が上がる人が大多数です。食事調整が非常に効果的であった実例や、実際の方法は私たちの前著である『血圧は下げられる、降圧剤は止められる』『坂東ハートクリニックの高血圧教室』をご参照下さい。

なお、開業医院に管理栄養士が常勤していることはほとんどないと思います。かかりつけ医院に管理栄養士がいないときにどうするかということですが、いくつか方法はあります。一つは急性期病院などの総合病院に紹介してもらう方法です。そういった病院には管理栄養士が勤務しており、病院の内科外来を経由して病院の管理栄養士を紹介してもらうとよいでしょう。それ以外には地域の保健センターや市役所、役場などの健康推進課などにも管理栄養士が勤務しています。自身の病歴や採血検査結果を持参して、食事の問題点を指摘してもらうとよいでしょう。

当院には2名の管理栄養士が勤務しており、年間の食事調整件数は3000件を超えています。しかしこれだけ頑張っても、その業務から得られる医療保険収入は人件費を下回るため、管理栄養士の雇用を躊躇する施設が多いのも頷けます。幸いなことに、平成28年4月から管理栄養士の食事調整業務に対しての保険点数が倍増されました。このことで当院でも金銭面での負担は軽くなりました。これを契機に管理栄養士を雇用する医院が増加すればと期待しています。

管理栄養士を雇用すれば病医院が大儲けできるというわけでは決してないのですが、高血圧をはじめとした生活習慣病の診療においてはどうしても管理栄養士が必要なのです。

ちなみに、管理栄養士の業務は一般的には「食

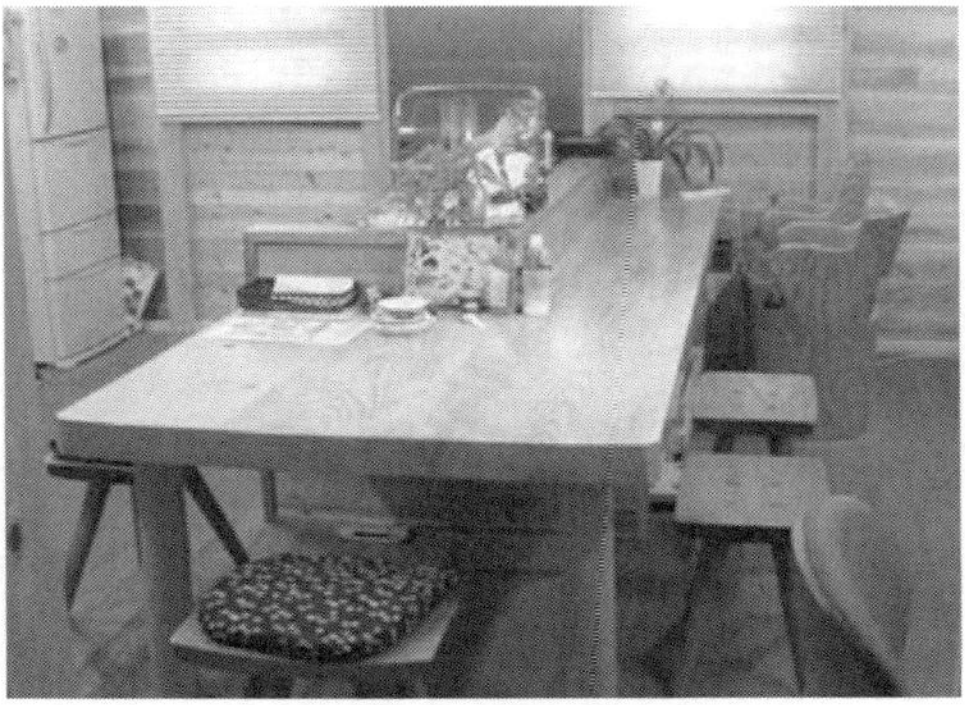

写真⑩　当院の食事相談室。食事の楽しさを醸し出す工夫を随所に

事指導」「栄養指導」と呼ばれます。しかし「〇〇指導」というのはいかにも「上から目線」で、適切ではないと考えました。こういった呼び方を続けていると、知らず知らずのうちに私たちの姿勢をそのように作り上げてしまいそうで、怖いと思いました。このため、当院では「病気で困っている人の食事の相談にのる」という立ち位置を取り、管理栄養士の業務をスタッフ皆で「食事相談」と呼んでいます。写真⑩（165ページ）のような「食事相談室」を院内に設けて、患者さんの食事の相談にのっています。

有酸素運動の開始

医師の診察を受けて強い腎機能低下があると指摘されたときには、その状態に適した運動が指示されます。そういった問題がなければ、普通に有酸素運動を取り入れます。ウォーキングやジョギングなどの有酸素運動で血圧が下がることは、いろいろな研究で実証されています。有酸素運動で血圧が下がる代表的な仕組みは以下の通りです。

①交感神経活動が抑制される（有酸素運動をし終わるとすがすがしいですね。血圧を上昇させるノルアドレナリンの分泌が減少することがわかっています）

②利尿による循環血漿量低下（有酸素運動の後に尿意を感じることはよく経験します）
③大動脈壁の「しなやかさ」の改善（有酸素運動で血管のしなやかさが改善されて血圧が下がります）

有酸素運動で血圧が下がる仕組みはこのように説明されていますが、診察時にこのように伝えても患者さんは半信半疑です。そこで私は次のように勧めています。

「ウォーキングの前後に血圧を測ってみて下さい。ウォーキングの前と直後、ウォーキング終了の30分後、１時間後でも測ってみて下さい。ウォーキングの効果がわかると思います。騙されたと思って……」

ウォーキングの直後には少し血圧は上がりますが、その30分後、１時間後に計測するとたいていの方は血圧が下がっています。

次ページ写真⑪のような記録を持参してくれた女性がいました。上段の数字が運動前、下段の数字が運動後30分の血圧です。きれいに下がっています。患者さん本人が有酸素運動のこのような効果に気付くと、放っておいても患者さんは歩くようになります。効果を実感できるわけですから。

血圧が高いと指摘された方は、毎日の生活にウォーキングを取り入れてみて下さい。できれば毎日ウォーキングしたほうがよいのですが、最初から高い目標を掲げると大変です。週に2、3回程度から始めて、回数を増やしていくようにしたらよいでしょう。

ただ、四季を通じてのウォーキングは夏の暑さ、冬の寒さがネックになります。そこで、私は次のように勧めています。「家の近くの量販店やデパート、スーパーマーケットなど、冷暖房を完備している施設に行って下さい。買い物をしているような顔をして、ウォーキングをすればよいのですよ。お店のほうもお客さんが増えているようで、気分もいいだろうし…。家の冷暖房を使わなくてすむから、日本のエネルギー消費の削減にもつながります」。診察時に「先生、○○に行って歩

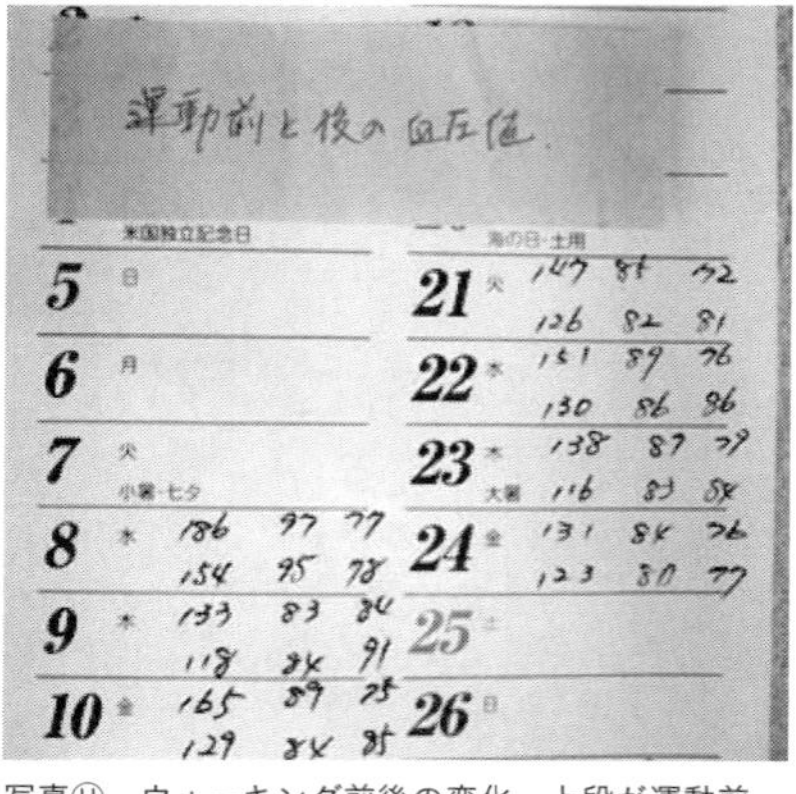

写真⑪　ウォーキング前後の変化。上段が運動前、下段が運動後　運動で血圧が良く下がっていることがわかる

いていますよ！」と答えてくれる方も増えており、私はニヤニヤしています。

転倒予防

血圧を下げるという目的ではウォーキングは素晴らしいのですが、高齢に向かう患者さんを診察していて気になるのは下肢筋力の低下です。

以前、私が心臓の手術を執刀した患者さんで、80代の女性が当院に通っていました。「先生、１００歳まで生かしてよ！」という生きる意欲に満ちあふれた明るい女性でした。しかしあるとき転倒し、足の付け根の骨を折ってしまいました。高齢の方に多い大腿骨頸部骨折でした。整形外科で手術を受けましたが、そのことをきっかけに急速に体力が低下し、リハビリ中に脳梗塞を併発してしまいました。それでも生きる意欲は十分で、不自由な身体のまま当院に通うようになりましたが、残念ながら肺炎で亡くなってしまいました。

心臓は確かに１００歳まででも持ちそうな人でしたが、私が下半身筋力の低下に気付いていませんでした。同じ頃、意気軒昂であった80代女性がやはり転倒して大腿骨頸部骨折を発症し、寝たきりになってしまい、その後、脳梗塞で亡くなってしまいました。

この2人の亡くなり方を経験して、血圧や糖尿病の管理をしているだけでは患者さんの健康寿命を延ばすことはできないと痛感し、転倒予防に努めなければならないと思うようになりました。転倒予防医学研究会という学会があり、その研究会にも参加するようにしました。現在は日本転倒予防学会という大きな組織に成長しています。看護師にもこの学会に参加してもらい、転倒予防の知識を患者さんに伝えてもらうようにしています。

また、患者さんの下半身筋力がどの程度になっているかを評価したいと思い、そのための器具を探していました。そして、見つけたのが117ページの写真に示したInBodyという装置でした。

この装置では両側上下肢、体幹の部位別に筋肉量を表示することができます。スポーツ施設などに設置されているのをご覧になった方もいるでしょう。この装置で評価すると下肢筋力の低下は一目瞭然です。この2人の転倒、骨折以来、転倒の危険性のある人には、この装置を利用して下半身筋力を評価するようにしています。

写真⑫をご覧下さい。これは高血圧と脂質異常症で当院に通う66歳の女性のＩｎＢｏｄｙ計測結果です。彼女は毎日30分のウォーキングを欠かしません。血圧もコレステロールもきれいにコントロールできています。しかし、両側の腕の筋肉量は標準ですが、両側下肢筋肉量が標準値を大きく下回っています。こういった状態をそのままにしておくと、ちょっとしたことでつまずき、場合によっては大腿骨頸部骨折に至ります。

加齢に伴い、転倒から大腿骨頸部骨折に至る患者さんが増えています。それを避けるためにはウォーキングだけでは十分ではなく、両側下肢筋力低下が認められる患者さんには、整形外科的な病気の有無を確認しながら、下肢筋力を増やすスクワットやつま先立ちを繰り返してふくらはぎの筋肉を鍛えるカーフレイジン

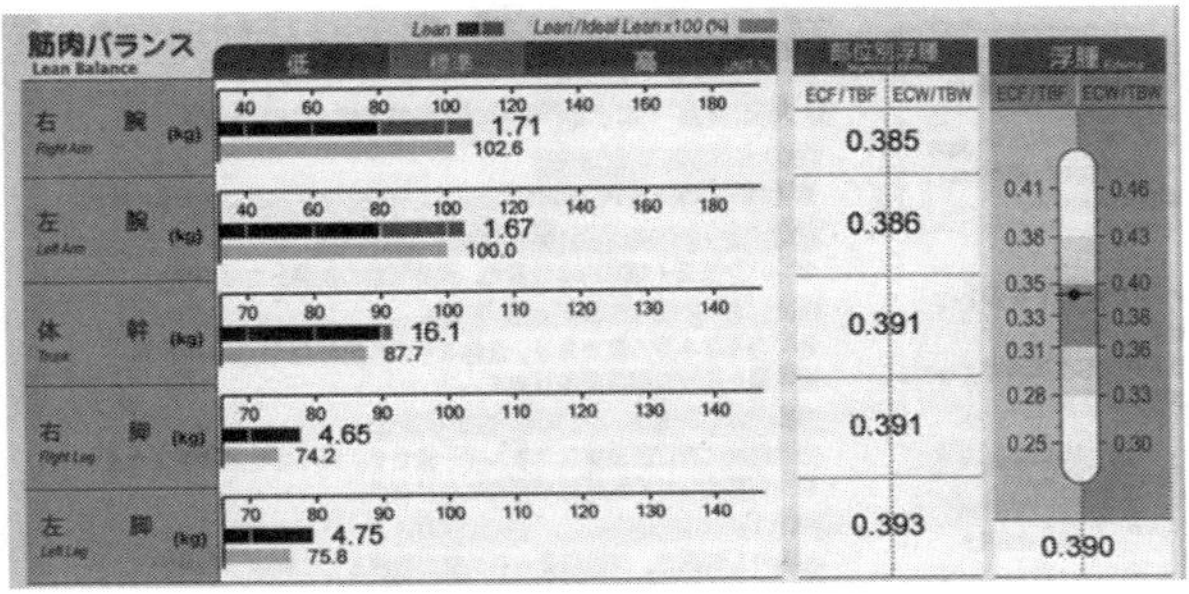

写真⑫　InBody計測結果。両側下肢筋肉が著明に低下した66歳女性

グという運動を看護師が説明して行うよう勧めています。スクワットに際しては、膝関節に過剰な負担がかからないような方法を勧めています。膝がつま先より前に出ないようにスクワットをして下さい。

下の写真⑬は健康運動指導士の資格を持つ看護師が、患者さんに有酸素運動の方法を教えているところです。当院では患者さんの整形外科的な状況も考慮しながら、ウォーキングやポールウォーキング（注7）以外に、スロージョギング（注8）やインターバル速歩（注9）も患者さんに勧めています。これらの運動はウォーキングと比較して、下肢筋力の増強効果が優れており、転倒予防や、より効果的な有酸素運動として、良い方法と思います。関連する書籍はたくさん出版されており、興味のある方は試してみられたらとお勧めします。

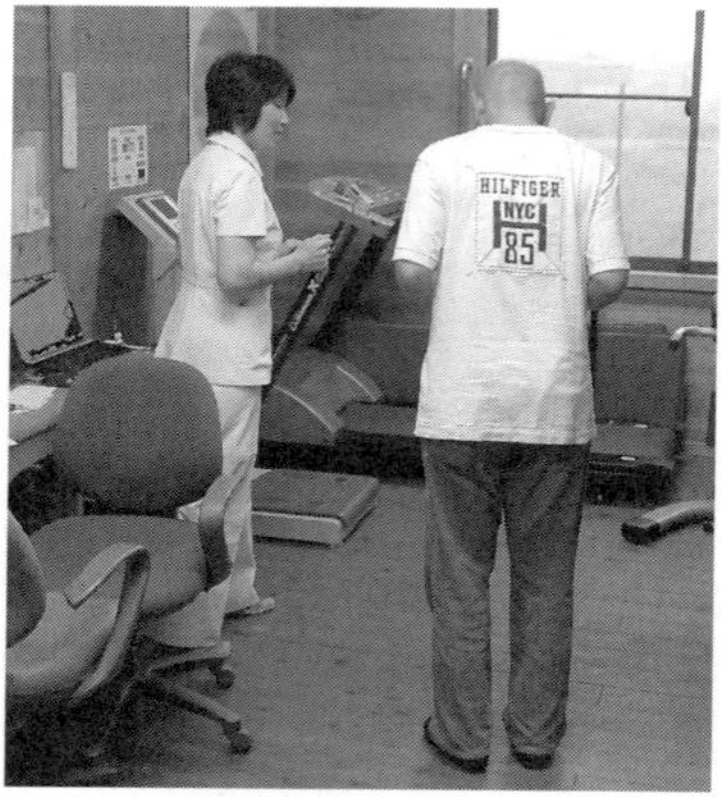

写真⑬　看護師による運動方法の説明。看護師がスロージョギングをはじめとした運動を教える

注7　ポールウォーキング
両手にポールを持ってポールをつきながらウォーキングする方法を言います。通常のウォーキングでは主に下半身の運動になりますが、ポールを持って歩くことで上半身も運動することができ、全身運動になって運動量が増加します。また、高齢の方で足や膝、腰に障害がある人でも、ポールを使い左右から支えて歩くことで足腰への負担が減り、安全に運動することができます。足腰に障害がないようなら、歩くスピードを上げることで上半身の運動量も増加し、通常のウォーキングよりも運動効果が高まることもわかっています。

注8　スロージョギング
福岡大学の田中宏暁教授が提唱した走り方です。その方法は、①笑顔を保てるニコニコペースで走る、②足の指の付け根で着地する、③あごを上げて視線は遠方にして走る等の特徴があります。具体的な方法はネット上の動画を見るとよくわかります。またスロージョギング関連の書籍もたくさん出版されているのでご覧下さい。

注9　インターバル速歩
信州大学医学部の能勢博教授が考案した方法です。３分間の「ゆっくり歩き」＋３分間の「速歩き」を１セットとして1日に5セット、それを週に4回行います。1週間のインターバル速歩を１２０分以上維持してそれを5か月行えば、体力が最大20％向上し、生活習慣病の症状が20％改善すると報告されています。

降圧剤を開始しても家庭血圧計測は続ける

〜高血圧と診断され、降圧剤を飲んでいても、四季の移り変わりをはじめとして、いろいろな要素で血圧は変動します

当院に転院されてくる患者さんの中に、前の医院では四季を通じて降圧剤が全く変わらなかったという方がいます。普通、冬季には寒さで血圧が上がりやすいため降圧剤を増量し、夏季には気温の上昇に伴って血圧が下がるため、降圧剤を減量します。そういった降圧剤調整の基礎資料にするのが、家庭血圧の計測結果です。ですから高血圧の治療を受けているといいながらも、薬を飲むだけで家庭血圧を計測しないと、降圧剤を調整する根拠がないため、四季を通じて同じ薬で経過を見てしまうことになります。降圧剤が1年中同じという方の場合には、冬季には血圧が高すぎたり、夏季には血圧が下がりすぎたりしている可能性があります。1年を通じてきちんと血圧をコントロールするためにも、降圧剤が開始されているからといって油断はせず、継続して家庭血圧を計測するようお勧めします。

このような方が来院されました。90歳の男性です。かかりつけ医院で高血圧、心筋梗塞、認知症との診断で、薬の投与を受けています。デイサービスでの血圧は80～90㎜Hgにも低下しており、それに気付いた娘さんがあまりにも低すぎるのではないかと疑問を持ちました。その旨をかかりつけ医に伝えたところ、一つの降圧剤が中止されました。それでもまだ家庭血圧は１００～１１０㎜Hg台が続き、頭痛も続くため、このままの治療でよいのだろうかと娘さんが心配し当院を受診しています。薬を減らしたとは言いながら、服用中の薬の中にはまだ血圧を下げる成分が含まれており、その薬の中止を主治医に相談してみたらと伝えました。頭痛や認知症の傾向は、血圧の下がりすぎが影響している可能性もあると伝えました。後日、娘さんから、「その薬を中止して、頭痛が軽くなり、血圧も上昇してきました。認知症の具合も幾分改善してきたように思います。ありがとうございました」と電話連絡がありました。医師から投与されている薬を飲むだけでは、ダメなのです。

次ページの写真⑭をご覧下さい。高血圧と心臓弁膜症で通院する70代男性が記録していた家庭血圧計測結果です。毎日、家庭血圧を計測していましたが、５月になってから朝の血圧に比べて夜の血圧が下がりすぎていることに気付きました。このままでよいのかと不安になり受診されました。お酒は飲まない方で、入浴後の血圧計測でもありません。この男性に使用していた降圧剤は2種類で、1日に1回朝飲めばよい薬でした。この種の降圧剤は、服用後12時間前後にその最大効果が現れるようになっているため、この男性のように夜の血圧が低すぎるような場合は、朝の薬を分割して、その一部を夕食後に回したりして反応を見ます。この男性にもそのように対処したところ、朝夕均等のきれいな血圧になりました。

左ページの写真⑮は季節の変化によって急激に血圧が上昇したとして受診した、70代女性の血圧計測結果です。高血圧と脂質異常症で通院しています。9月下旬、秋の深まりに伴って急激に血圧が上昇してしまいました。この方にも

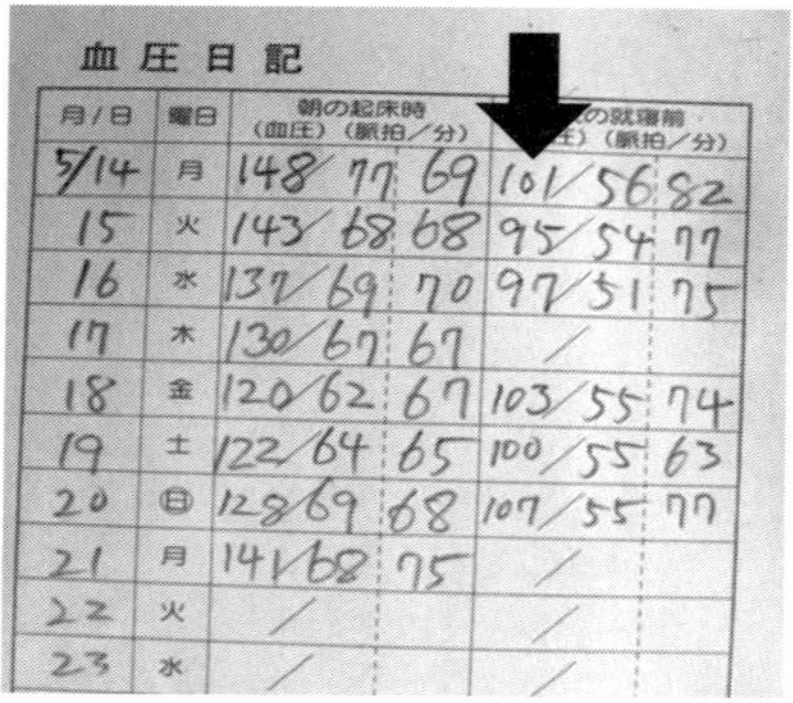
血圧日記

月／日	曜日	朝の起床時 （血圧）	（脈拍／分）	の就寝前	（脈拍／分）
5/14	月	148/77	69	101/56	82
15	火	143/68	68	95/54	77
16	水	137/69	70	97/51	75
17	木	130/67	67	/	
18	金	120/62	67	103/55	74
19	土	122/64	65	100/55	63
20	日	128/69	68	107/55	77
21	月	141/68	75	/	
22	火	/		/	
23	水	/		/	

写真⑭　70代男性の家庭血圧計測結果。夜の血圧が下がりすぎている

降圧剤の量を調整して対処しました。

家庭血圧計測を続けていると、自分がどのようなことで血圧が上昇するのかわかるようになります。この女性は季節の変動に敏感に反応するタイプでした。「先生、そろそろ血圧が上がってくるように思うので、薬を増量しておいて下さい。降圧剤を増やさなければならない基準に到達したら、そのようにしますから…」と言われる患者さんもよくいます。

次ページの写真⑯は、日本中を駆け回る50代営業職男性の家庭血圧計測結果です。どのようなことで自分の血圧が上がるのか、家庭血圧計を計測していてわかったと言います。近県の出張では血圧は上がらないものの、遠隔地に出向くと血圧が上昇することに気付きました。遠隔地への出張では移動に伴う疲労と

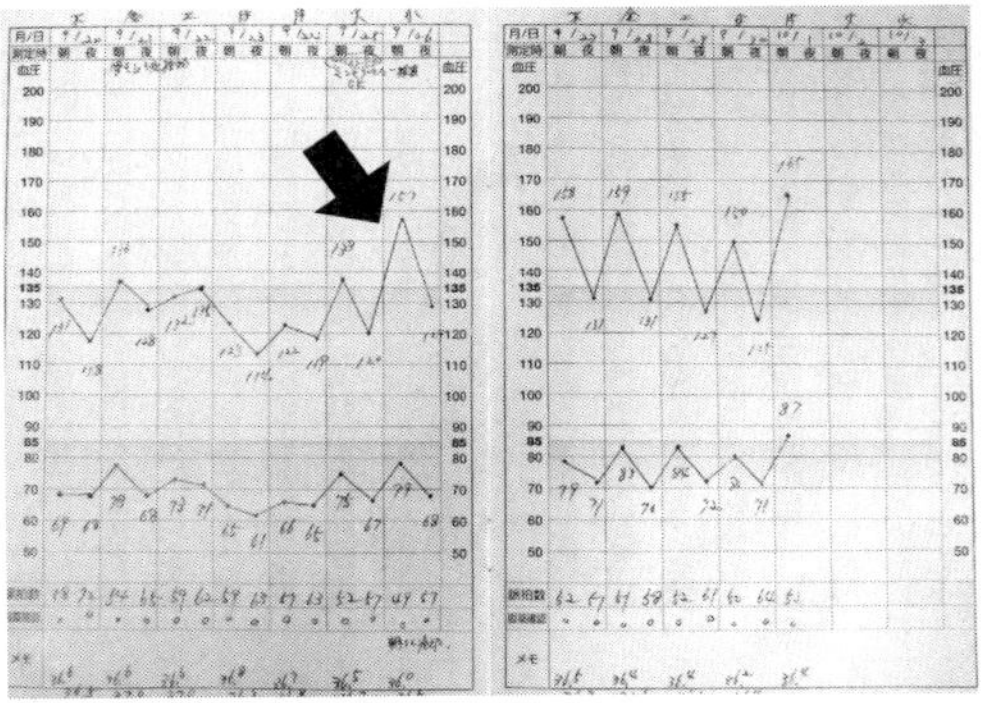

写真⑮　70代女性の家庭血圧計測結果。秋の深まりにつれて、急に血圧が上昇している

外食による塩分の過剰摂取が重なり、血圧が上昇しているようでした。こんな場合にも管理栄養士との話し合いをしてもらいます。外食でも上手に塩分を調整できる方法があり、それをお伝えするようにしています。

思わず笑ってしまったのが次ページの写真⑰です。高血圧で通院する50代女性の家庭血圧計測結果でした。血圧手帳に「○ば」とあり、その記号に挟まれた期間の血圧が上がっています。この女性に「○ばって何ですか?」と尋ねると「ばあちゃんが訪ねてきたのです」との答えでした。お姑さんが来訪して宿泊していると血圧が上がっています。上手に付き合って下さいとしか言えませんでした。

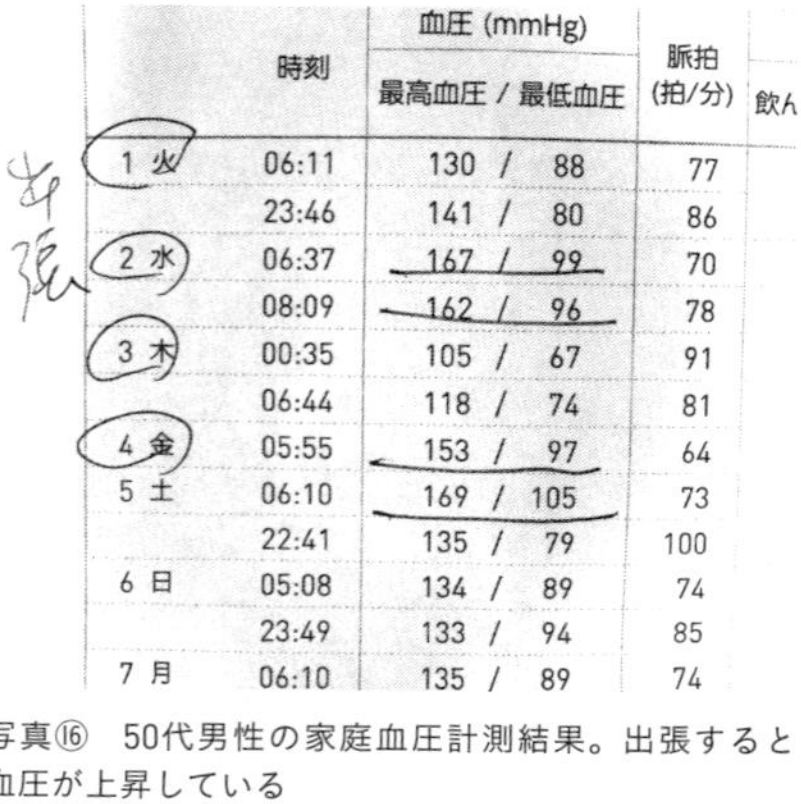

	時刻	血圧 (mmHg) 最高血圧 / 最低血圧	脈拍 (拍/分)	飲ん
1 火	06:11	130 / 88	77	
	23:46	141 / 80	86	
2 水	06:37	167 / 99	70	
	08:09	162 / 96	78	
3 木	00:35	105 / 67	91	
	06:44	118 / 74	81	
4 金	05:55	153 / 97	64	
5 土	06:10	169 / 105	73	
	22:41	135 / 79	100	
6 日	05:08	134 / 89	74	
	23:49	133 / 94	85	
7 月	06:10	135 / 89	74	

写真⑯　50代男性の家庭血圧計測結果。出張すると血圧が上昇している

第1章112ページで降圧剤を投与されながらも、主治医が家庭血圧の計測を勧めず、低

い血圧がそのまま続いていた女性を紹介しました。この女性は血圧が高いと言われ、一念発起して体重を減らしました。そんな努力で血圧が低下していることにかかりつけ医が気付かず、漫然と降圧剤が投与されていました。この女性は何かおかしいと感じて当院に転院し、最終的に降圧剤は不要なことが判明し、通院も中止しています。

我々は加齢に伴い、次第に血圧は上昇していきます。しかし、ダイエットで体重が下がったり、塩分調整したりすると血圧が下がってくることがあります。また四季折々に気温の変化がある素晴らしい風土を持つ日本に住んでいるため、そのことでも血圧は変動します。医師はそういったことを考慮して降圧剤を投与していますが、血圧変動を完全に予測することはできません。このため、家庭血圧を継続して測らなければならないのです。

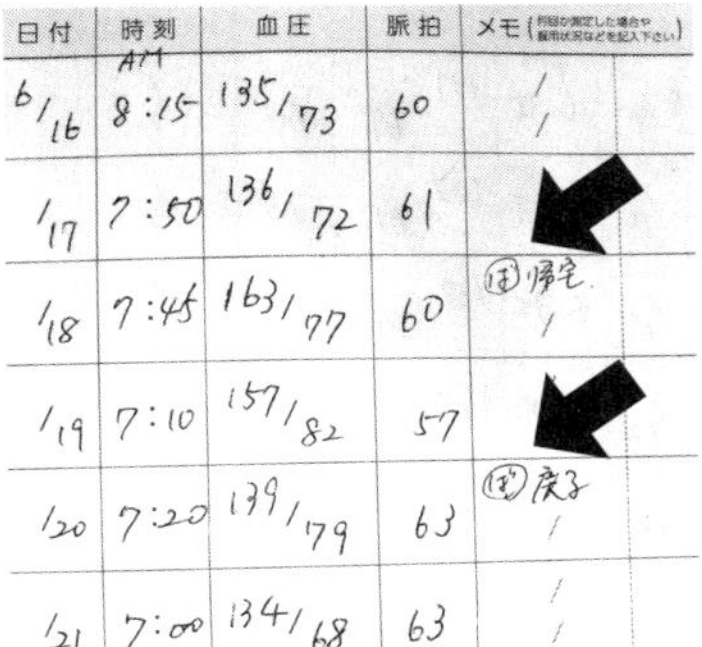

写真⑰　50代女性の家庭血圧計測結果。姑が来訪して宿泊していると血圧が上がっている

降圧剤に対する身体の反応は四季を通じて一定ではありません。だからこそ家庭血圧の継続的な計測が必要なのです。

何でも相談できるかかりつけ医を選ぶ

～高血圧の治療中にはいろいろなことが発生します。かかりつけ医と常に話し合うことが大切です

当院に転院してくる患者さんの、前の主治医に共通する点は、降圧剤を処方するだけで、患者さんとの話し合いをほとんどしていないということです。薬を出すだけでは高血圧治療にはなりません。降圧剤を飲み続けるなかで、患者さんにはいろいろな疑問も生じ、身体の変化も実感します。そういったことをキャッチボールするように、医師と患者さんとで話し合い、調整していくことが必要です。話し合いや調整が難しいかかりつけ医であれば、それができる医師に相談したほうがよいと思います。

当院では患者さんの言いたいことをさらに把握するため、もう一歩進んだ工夫をして

います。当院には看護室と呼ばれる個室が2部屋、看護室に代用できる個室が2部屋あります。私の診察の前に看護師が受診までの状況を看護室でいろいろと尋ねます。その部屋では、患者さんは普段思っていること、医師である私に言いにくいことなどを、話しかけやすい立場の看護師には何でも話します。その内容を看護師が電子カルテに記載するため、私の診察時には患者さんがどんな気持ちでどう考えているかが手に取るようにわかります。良かれと思って私が取った手段が、それほど喜ばれていないといったことに気付くこともあります。

日本の一般的な病医院の外来で、看護師が患者さんと生活状況についていろいろと話し合う機会はほとんどなくなってしまいました。病医院が自院で行った医療行為から報酬を受け取る現行の診療報酬制度では、認定看護師による糖尿病のフットケアや人工肛門のストーマケアなど以外の外来看護業務に対しては一切点数の評価がありません。看護師がいくら外来で患者さんの話を聞いて生活調整をしても、病医院の収入には何らプラスにはならないのです。ですから、急性期病院などは外来から看護師をどんどん引き揚げて、病棟勤務に就かせています。

急性期病院を含めた病院では、入院している患者さんに対して看護師が何人配置されているかによって、収入に差がつくようになっています。15：1や7：1という数字をどこかで聞いたことがあるかもしれません。入院患者さん7人に対し看護師を1人の割合で配置する7：1看護がもっとも多くの収入が得られるようになっています。当院には入院施設はなく、こういった収入とは無縁の状態ですが、看護師は常勤5名、パート1名の合計6人が勤務し、外来看護を続けています。生活習慣病の診療に際してはどうしても外来に看護師が必要と考えるからです。厚生労働省も外来看護の重要性に、早く気付いてほしいと思います。

血圧の数値に気をつけるだけではなく、全身の評価を受ける
～高血圧はその影響が全身に及びます

第1章でも例を挙げましたが、降圧剤を飲んでいるだけでは高血圧の治療になりません。家庭血圧の数値が良いからと言って、高血圧の合併症が生じていないとは断言でき

ません。高血圧によって誘発される疾患は頭部から下肢まで多岐にわたります。高血圧診療において、かかりつけ医は常に患者さんの身体の全体に目を向けておく必要があります。治療を受ける患者側にしても、生活する上で生じた症状や所見は、きちんとかかりつけ医に伝える必要があります。

先日、高血圧治療中の80代女性が診察時に次のように言いました。「最近、足湯をすると気持ちよくなる」と。「もしかして…」と思い、足の動脈拍動を確認すると、左足の付け根から足先まで動脈の拍動が触れません。お腹の中で左足に向かう動脈が閉塞していることが疑われたため、急性期病院に紹介し、治療を依頼しました。高血圧では足の動脈が何年もかけてゆっくり詰まってきて、こんな事態になることもあるのです。

しかし、だからといって毎回受診時に超音波検査やＣＴ・ＭＲＩ検査を受ける必要はありません。心電図や胸部レントゲン、採血検査にしても同様です。どの程度の間隔で検査が必要になるかは、それぞれの患者さんに存在する合併症や疾患によって異なります。

そしてそういった検査は、医師の一般的な診察に加えて行うべきであり、医師が聴診や触診といった一般的な診察を全く行わず、検査や採血だけを繰り返すようなら、その医師の診療姿勢にクエスチョンマークがついてしまいます。主治医の変更を検討したほうがよいのではと思います。

さて、第2章をまとめてみます。血圧が高いと指摘されたら、まずは正しく家庭血圧を測ってみることです。そして、その結果を持って、かかりつけ医の診察を受けましょう。その際、何でも相談できる、かかりつけ医がいいですね。かかりつけ医院で高血圧と診断されたら、早急に降圧剤を開始する必要がない場合は、食事と運動の調整から始めましょう。かかりつけ医による全身の評価を受けながら、日常生活で生じる症状や所見をきちんと伝え、高血圧による全身の合併症を防ぎましょう。あなたらしい、活き活きと、楽しい人生を送るために！

コラム②

降圧剤は中止できます

当院での高血圧診療は、次のような方針で行っています。

・高血圧に伴う自覚症状があるかどうかを尋ねる
・高血圧に伴う臓器障害が生じているかどうかを確認する
・高血圧に伴う臓器障害、または自覚症状のいずれかがあれば降圧剤を開始する
・高血圧に伴う臓器障害、自覚症状のいずれもなければ食事調整と有酸素運動を勧めて反応を見る
・臓器障害のない高血圧で降圧剤を開始しても、生活調整によって血圧が下がり、高血圧治療ガイドラインが示す降圧目標を下回れば、降圧剤は中止する

開院以来こういった方針で高血圧診療を行ってきましたが、診療年数を重ねるに従って、降圧剤を中止できる人が増えてきました。降圧剤の減量・中止は通常3月頃から可能になり、9月末頃まで続きます。降圧剤を中止して、そのまま何年も止めたままで維持できる人もいますが、寒くなると再び降圧剤が必要になる人がいるのも事実です。

過去3年の間に、どの程度の人が降圧剤を中止できたか、表にしてみました（表5）。いずれの年度も3月から8月末までの人数を調査していいます。中止できた人が将来どの程度中止できたままで維持できるか、今後調査しなければいけないと考えています。

表５　当院での降圧剤中止率

	その時期の高血圧患者数	降圧剤中止者数	降圧剤中止率（%）
平成26年	2160	105	4.9
平成27年	2159	100	4.6
平成28年	2248	137	6.1

おわりに

最後までお読みいただき、ありがとうございます。

高血圧を単に血圧値だけで見ていく危なさをご理解いただけたでしょうか？　医師の診察や開業医院での医療機器で、すべての高血圧合併症に対処できるわけではありません。しかし、きちんとした診察に定期的な採血検査、心電図検査、胸部レントゲン写真といった基本的な検査を加える診療で、高血圧に伴う合併症を発見し、致命的な状態にならぬよう手を打つことはできます。

高血圧は放置してもよいとか、自覚症状がなければ病院に行く必要がないなどといった犯罪にも値する、医師の不謹慎な発言や書籍に踊らされることがありませんように。信頼できる、かかりつけ医に診療を依頼し、その医師による全身の診察を受けて下さい。食事や運動を基本にし、薬剤の助けも借りながら、あなたにとって適切なレベルに家庭血圧をコントロールし、高血圧に伴う合併症を防ぎ、あなたらしい活き活きとした人生を歩まれるよう願ってやみません。

人は誰でも、生きていく上で「このようにしたい、こうありたい」という目標や希望があるでしょう。それを叶える上での一つの要件は、健康を維持することです。「はじめに」でも取り上げた40代男性の脳出血死などに出会うと、本当に残念です。まだまだやりたいこともあっただろうし、高齢の母親1人を残して急逝してしまいました。あの世があるなら、彼はそこで心底後悔しているのではないかと思いを巡らします。

私が開業するとき、医院の理念として次の文言を掲げました。

「得難い人生、限りある人生、その人らしく、活き活きと楽しく生活できるよう、医療面でお手伝いをする」

こういった姿勢で医療を続けていて、高血圧放置のススメや自覚症状がなければ病人ではなく病院に通う必要はないなどと、大っぴらに発言、出版する輩に我慢がならず、ワニ・プラスの佐藤俊彦社長に掛け合い、今回の出版に至りました。

このたびの書籍を書き上げるにあたって、当院の医療を遂行できるのは、徳島赤十字病院をはじめとした、地域の急性期病院の存在があってのことと、改めて気付かされました。この場を借りて深謝いたします。そしてそれを実感するだけに、高血圧を放置して不用意な緊急手術症例を送り、急性期病院スタッフを疲れさせてはならぬと自戒しています。また、私の理想とする医療を目指して自院で診療を継続できるのは、当院スタッフの努力、協力があってのことと、身にしみて感じます。これからも医療を受ける患者さんや、医療を行う我々自身にとっても、良い診療ができ良い人生になるよう、工夫をしてもらえればと思います。

最後に、妻のまゆみに、ありがとう。

２０１６年11月

坂東正章

参考資料

『高血圧治療ガイドライン２０１４』　日本高血圧学会　ライフ・サイエンス出版
『脳卒中治療ガイドライン２００９』　脳卒中合同ガイドライン委員会　協和企画
『ＣＫＤ診療ガイド２０１２』　日本腎臓学会　東京医学社
『Rutherford's Vascular Surgery 8th』　Cronenwett & Johnston　Elsevier
『血圧は下げられる、降圧剤は止められる』　坂東正章　ワニブックス【ＰＬＵＳ】新書
『坂東ハートクリニックの高血圧教室』　坂東ハートクリニック　ワニ・プラス

「高血圧放置のススメ」は〝犯罪〟です！
死に至る合併症は今も密かに進行しています

2016年12月25日　初版発行

著者　坂東正章

坂東正章（ばんどう・まさあき）
1953年生まれ。徳島大学医学部医学科卒業。徳島大学医学部第二外科入局。小松島赤十字病院（現・徳島赤十字病院）循環器科心臓血管外科部門勤務中に米国Texas Heart Institute Division of Cardiovascular Surgeryに客員外科医として留学。2003年、徳島県で坂東ハートクリニックを開院。食事と運動をはじめとした生活習慣調整を含めた診療で、多くの高血圧症患者の降圧剤減薬、中止に成功している。著書に『血圧は下げられる、降圧剤は止められる』（ワニブックス【PLUS】新書）、『坂東ハートクリニックの高血圧教室』（ワニ・プラス）があり、共著には『心不全をマスターする』（文光堂）などがある。

発行者　佐藤俊彦
発行所　株式会社ワニ・プラス
〒150-8482
東京都渋谷区恵比寿4-4-9　えびす大黒ビル7F
電話　03-5449-2171（編集）
発売元　株式会社ワニブックス
〒150-8482
東京都渋谷区恵比寿4-4-9　えびす大黒ビル
電話　03-5449-2711（代表）
装丁　橘田浩志（アティック）
柏原宗績
DTP　平林弘子
印刷・製本所　大日本印刷株式会社

ISBN 978-4-8470-6105-9
ワニブックスHP　https://www.wani.co.jp